INITIATION AU

MASSAGE RELAXANT

AUX PIERRES CHAUDES

Nadine Bach-Jockers

Photos Nadine Bach-Jockers

ISBN : 979-10-94799-06-2

ISBN-13 : 9791094799062

Avertissement

L'auteur de ce livre et l'éditeur ne sauraient être tenus pour responsables des accidents qui pourraient survenir à la suite de la pratique des modelages présentés dans ce livre ou d'une éventuelle allergie aux composants des huiles essentielles.

SOMMAIRE

Comment fonctionne un massage ? 7

Les origines de ce massage 8

Principe du massage aux pierres chaudes 9

Y a-t-il des risques de brûlure ? 10

Les bienfaits de ce massage 11

Les bienfaits selon les zones du corps : 12

Les contre-indications 14

Un peu de biologie : le corps humain 18

Les muscles 18

Un peu d'énergétique 22

Les chakras 22
L'équilibre des chakras 24
La purification des chakras 24
Les trois canaux et les sept chakras principaux 25
DESCRIPTION DES SEPTS CHAKRAS PRINCIPAUX 26

Quelle pierre utiliser ? 36

Le magnétisme de la Terre 36

Les pierres de basalte 37

Les formes de pierres 38

Les pierres froides 41

Comment les utiliser ? 41
Leurs bienfaits 41
Recommandations pour une application froide 42

Comment nettoyer les pierres entre les sessions 44

La procédure de nettoyage : 44

Quelques règles à respecter avant de donner ou de recevoir un massage 46

Et dans la pratique ? Que retenir 48

La préparation avant le modelage 49

L'ambiance 49
La table de massage... 50
Les petits plus 50
La tenue.. 51
L'huile de massage... 52

Techniques et perception essentielles pour pratiquer ce massage 54

L'ancrage au sol 54
La maîtrise de la respiration................................. 54
La prise en main... 55
Quelle pression pour le massé ? 55
L'intention 55
La technique 56

Liste du matériel nécessaire pour ce massage. 59

Préparation du matériel 61

Protocole du massage aux pierres chaudes..... 63

Mise en place.. 63
Mise en place des pierres-chakras. 65
Début du modelage. 67
Modelage du décolleté. 67
Modelage du visage.. 73
Modelage des bras.. 77
Modelage des jambes et des orteils...................... 82
Mise en place.. 92
Modelage de la voûte plantaire. 94
Modelage des jambes 98
Modelage du dos. 105

UN MOT DE L'AUTRICE 113

« En harmonie avec son corps, avec sa tête, grâce au massage aux pierres chaudes »

Le massage aux pierres chaudes est une technique de massage de détente profonde, accessible à toutes et à tous et à pratiquer en famille ou entre amis. Que vous soyez le massé ou le masseur, vous bénéficierez tous les deux du bien-être et de la relaxation. Ce livre vous apprend comment le pratiquer, et l'utilisation des techniques de rééquilibrage énergétique. Il vous enseigne comment donner ce massage relaxant pour aider vos proches à se sentir en harmonie avec leur corps et leur esprit, et comment recréer ce lien si important.

Le protocole décrit pas à pas et illustré vous détaille la pratique de ce massage relaxant, pour une réelle détente nerveuse et un relâchement de chaque partie du corps.

Pour vous faciliter la compréhension de cet ouvrage, vous pouvez voir des vidéos sur ma chaîne Youtube : Le havre de la chouette, dans la section « santé naturelle ».

COMMENT FONCTIONNE UN MASSAGE ?

Les principaux bienfaits du massage

Voici quelques-uns des principaux bienfaits d'un massage, quel qu'il soit :

- améliore l'efficacité du système immunitaire,
- améliore la circulation sanguine,
- améliore la cicatrisation des tissus,
- améliore l'état de la peau,
- diminue les blocages énergétiques,
- permet de soulager les tensions dans le corps,
- réconforte et relaxe,
- reconnecte l'esprit avec le corps.

Ceci est une liste non exhaustive de tout ce que peut vous apporter un massage en tant que massé ou masseur.

LES ORIGINES DE CE MASSAGE

Le massage aux pierres chaudes ou Stone Therapy est une technique de massage originaire d'Amérique du Sud. Ce massage, ou modelage, est pratiqué depuis des milliers d'années par les Amérindiens, mais aussi par les Chinois, les Indiens, les peuples nordiques et d'autres civilisations, mais ce n'est qu'avec Mary Nelson Hannigan, thérapeute dans l'Arizona, qu'est née la technique de thérapie avec l'utilisation des pierres chaudes pour le modelage de relaxation.

Cette méthode s'appuie sur une harmonie entre les bienfaits des techniques de massage et les propriétés des pierres chaudes. Chaque modelage est différent, pour la simple raison que chaque personne qui va pratiquer cette méthode est différente, et va adapter le modelage selon ses préférences.

PRINCIPE DU MASSAGE AUX PIERRES CHAUDES

Ce massage est réalisé avec des galets volcaniques de basalte noi, pierres volcaniques et sédimentaires, composées de polycristalline chrysolite (magnésium de fer silicate). On utilise habituellement des pierres de fleuve car elles ont été polies par le temps et les courants d'eau. Les pierres sont disposées sur les points de tension le long des méridiens du corps, et servent également comme outils de massage. Grâce au fer qu'elles contiennent et qui agit comme un conducteur d'énergie, ces pierres retiennent la chaleur et la transmettent aux muscles progressivement, les détendant en profondeur.

Les pierres sont immergées dans un bac d'eau chaude jusqu'à ce qu'elles atteignent une certaine température (entre 54 et 63°C), à raison d'une demi-heure de chauffe afin que les pierres gardent suffisamment longtemps leur chaleur.

Les pierres sont placées sur des points stratégiques du dos, la paume des mains et entre les orteils pour diffuser leur chaleur, et d'autres pierres chaudes ou froides sont utilisées pour le massage.

Y A-T-IL DES RISQUES DE BRULURE ?

Si vous êtes attentive à la température des pierres, que vous prenez soin de demander au massé si la température ressentie est agréable, il n'y a pas de risques de brûlure.

Les marques rouges que l'on peut constater lors du massage aux pierres chaudes et froides sont dues à une rapide augmentation du flux sanguin dans la zone où les pierres ont été placées. Ces zones vont retrouver leur couleur normale pendant le massage ou peu après la séance de massage. Si ce n'est pas le cas, c'est que cette zone est très congestionnée et qu'il est nécessaire de la retravailler. Il peut s'agir de la congestion d'un muscle ou d'un blocage énergétique de la zone. Le fait de retravailler la zone va permettre de faire circuler l'énergie, et d'aider ainsi au déblocage de la congestion.

LES BIENFAITS DE CE MASSAGE

Le massage aux pierres chaudes augmente le rythme cardiaque et l'oxygénation des capillaires sanguins, il assouplit le tissu conjonctif, augmente le métabolisme et accélère la détoxification par l'accélération du système lymphatique et circulatoire.

La température des pierres est transmise au corps grâce à la conduction des énergies. Plus le temps de pose des pierres sera long et plus la pénétration de la chaleur sera profonde. La chaleur provoque une augmentation du flux sanguin et donc une vasodilatation.

À savoir :

A chaque augmentation de 10°C de la température intérieure du corps, il y a une hausse des globules rouges et blancs.

LES BIENFAITS SELON LES ZONES DU CORPS :

Appareil circulatoire :

- pratique un drainage lymphatique,
- élimination des toxines,
- mise en avant de la thermogenèse, dépense énergétique cellulaire,
- hydratation.

Système musculaire et squelettique

- augmentation de la mobilité du mouvement,
- démobilisation du tissu conjonctif et du collagène,
- assouplissement du tissu superficiel.

Système nerveux

- calme le système nerveux,

- rééquilibration du système parasympathique.

Système vasculaire

- augmentation du débit de la circulation sanguine,
- vasodilations des capillaires, d'où un meilleur métabolisme.

Système viscéral / organique

- relaxation, décongestion et détoxification,
- incitation à un état de relaxation profond tout en s'intéressant aux besoins émotionnels, psychologiques et spirituels.

LES CONTRE-INDICATIONS

Attention :

Il est conseillé d'appliquer des consignes de sécurité d'utilisation de températures extrêmes et de faire signer au client un formulaire d'information et de consentement.

Il est nécessaire de recueillir un certain nombre d'informations auprès de votre client avant toute pratique de massage aux pierres chaudes.

Ne permettront pas de pratiquer le massage :

- toute contre-indication, aussi minime qu'elle soit,
- toute opération au cours de laquelle des nerfs ont été sectionnés *(provoque une perte de sensibilité dans cette partie),*

- neuropathie *(toute maladie altérant les nerfs comme le diabète, le cancer, etc.),*

- toute prescription médicale pouvant avoir des effets non désirés dus aux variations de température ou à la chaleur,

- problèmes cardiaques *(il est fortement recommandé au client de consulter son médecin avant un premier massage)* : la température change l'état du système sanguin,

- dysfonctionnement auto-immunitaire *(syndrome de fatigue chronique)* ou système immunitaire déjà affaibli,

- maladie de peau infectieuse, éruption ou blessures ouvertes.

Le massage aux pierres chaudes ne se pratique pas :

- après une opération chirurgicale,

- après une chimiothérapie ou radiothérapie, sauf recommandation du médecin,

- en cas de prédisposition aux caillots sanguins *(risque de déplacement des caillots),*
- en cas d'asthme aigu,
- d'artériosclérose,
- d'infection de la vessie.

La température devra être plus basse :

- lors d'une grossesse *(consulter un médecin avant le massage),*
- pour les enfants, dont le système immunitaire nécessite une moindre stimulation, moins de temps et une température moins importante,
- en cas de problèmes veineux, de varices : dans ce cas, n'utiliser que des pierres tièdes et éviter les jambes.

Le massage ne se pratique pas directement sur :

- les contusions,
- une peau irritée,
- les cicatrices,

- les tumeurs,
- la hernie abdominale,
- ou des zones de fracture récente.

UN PEU DE BIOLOGIE : LE CORPS HUMAIN

Lorsqu'on souhaite prodiguer des massages de relaxation, il est important de connaître le corps humain, son anatomie et son fonctionnement.

LES MUSCLES

Le tissu musculaire est, avec le tissu nerveux, un des seuls tissus excitables contrairement aux tissus conjonctif et épithélial. La contraction musculaire permet de bouger des parties du corps lorsqu'il s'agit des muscles squelettiques, ou de mouvoir des substances à l'intérieur du corps s'il s'agit de muscles lisses ou cardiaques.

Le corps humain comprend 656 muscles dont la taille varie selon leurs fonctions dans le corps.

Les muscles striés et les muscles lisses incluent :

- les musques squelettiques qui sont sous le contrôle du système nerveux somatique *(système volontaire)* et permettent la motricité,

- les muscles lisses qui sont sous le contrôle du système nerveux autonome *(système involontaire)* tel que l'estomac par exemple,

- le muscle cardiaque, qui est un cas à part, car bien que ce muscle soit strié, il est muni de son propre système de contractions, sensible aux stimulations hormonales, et il est difficile de le contrôler consciemment.

Les muscles présentant des formes variées se divisent en trois catégories :

- les muscles longs en fuseau, qui sont des muscles fusiformes dont la longueur est prédominante et qui sont terminés par les tendons qui les fixent aux os *(biceps, triceps, quadriceps),*

- les muscles plats, qui sont étalés en éventail et s'insèrent sur les os par une lame tendineuse appelée aponévrose d'insertion, et n'ont pas de tendons *(grand pectoral, diaphragme),*
- les muscles courts, qui eux sont circulaires, et délimitent une ouverture *(orbiculaire des lèvres).*

Quelques sources pour bien vous informer sur le corps humain :

https://fr.wikipedia.org/wiki/Liste_des_muscles_du_corps_humain

http://www.doctissimo.fr/html/sante/atlas/fiches-corps-humain/muscle-vue-dorsale.htm

Je vous recommande vivement de consulter des ouvrages sur la biologie humaine car pour pratiquer un bon massage, il faut certes connaître les muscles, les os, les articulations, la circulation sanguine, mais il serait également judicieux de connaître le fonctionnement des organes.

UN PEU D'ENERGETIQUE

LES CHAKRAS

Le terme sanscrit « chakra » signifie « roue ».

Centres d'énergies, les chakras sont les points d'intersection de petits canaux nommés nadis par les Indiens (pour « vibration », « mouvement »), par lesquels l'énergie vitale, ou lumière blanche, circule dans le corps.

Il existe plus de 72 000 nadis dans le corps, tous reliés entre eux et aux chakras. C'est à l'intersection des 21 principaux nadis que se situent les 7 principaux chakras. La lumière blanche est composée des sept couleurs de l'arc-en-ciel (violet, indigo, bleu, vert, jaune, orange et rouge), et est représentée par les 7 principaux chakras qui permettent de maintenir en nous l'harmonie.

Ces 7 Chakras sont alignés le long de la colonne vertébrale, du sacrum jusqu'au sommet de la tête.

Les chakras jouent un rôle important dans notre équilibre en diffusant leur énergie aux organes qu'ils commandent. Si l'un d'eux devait être bloqué, des maladies organiques ou mentales pourraient se déclarer.

En lithothérapie, on utilise l'énergie naturelle des pierres que l'on dispose sur le chakra correspondant, ce qui permet la ré harmonisation de l'ensemble du corps et de ses énergies vitales.

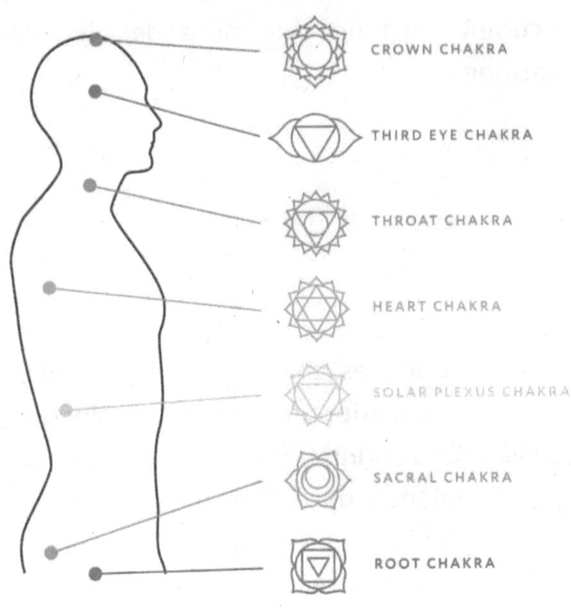

L'EQUILIBRE DES CHAKRAS

Pour équilibrer les chakras, choisissez les pierres semi-précieuses qui leur correspondent et placez-les sur les chakras du massé. Le fait de placer des pierres semi-précieuses sur des points spécifiques permet de libérer une subtile énergie qui va diminuer le stress, enlever les blocages, redonner de l'énergie aux chakras qui en ont besoin, procurant ainsi un sentiment de bien-être et d'harmonie.

LA PURIFICATION DES CHAKRAS

La purification des chakras est essentielle pour assurer la circulation de l'énergie vitale, que l'on appelle *prana* en Inde, *chi* en Chine et *au* Japon. Il est recommandé de recevoir régulièrement des massages à visées énergétiques, et de pratiquer des activités régulières telles que la méditation ou le yoga.

LES TROIS CANAUX ET LES SEPT CHAKRAS PRINCIPAUX

Trois canaux principaux circulent le long de notre corps subtil.

Le canal droit, canal de l'action, suit notre système nerveux sympathique droit et est sollicité par les activités créatrice, mentale et physique.

Le canal de gauche, canal des émotions, suit notre système nerveux sympathique gauche et gère nos comportements affectifs, émotif et sensible.

Le canal central suit le parcours du système nerveux parasympathique, qui gère nos fonctions autonomes, telle la respiration ou les battements du cœur. C'est le canal de notre évolution spirituelle où circule notre énergie vitale, appelée *Kundalini* en Inde.

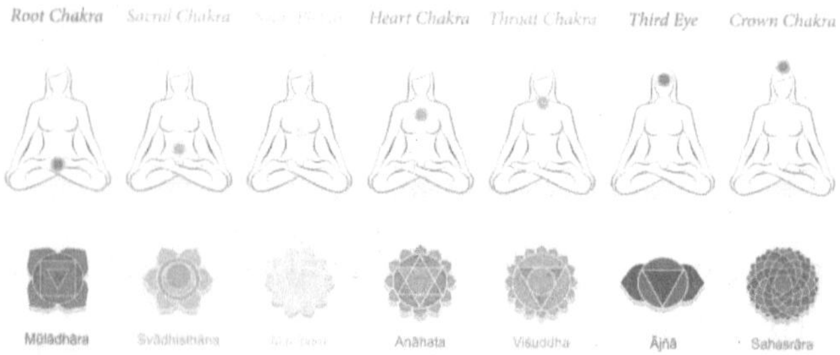

DESCRIPTION DES SEPTS CHAKRAS PRINCIPAUX

Découvrez les sept chakras principaux, les pierres qui leur correspondent, choisissez celles avec lesquelles vous souhaitez pratiquer le massage aux pierres chaudes et apprenez à quels endroits il vous faudra les placer sur le corps.

MULADHARA

1er chakra : innocence, pur désir, sagesse, joie intérieure – Je suis

Ce chakra correspond à l'union de l'esprit et de la matière. Il permet d'éveiller en nous le "Je" de l'individualité.

Positionnement : entre l'anus et les organes génitaux

Couleur : rouge ou noir

Arômes : cèdre et girofle

Élément : terre

Glande : ovaires ou testicules

Qualité : innocence, sagesse

Les pierres associées :

- pierres rouges ou marron-rouge : agate rouge, bois silicifié, corail, cornaline, crocoïte, grenat pyrope et almandin, rhodolite et hessonite, héliotrope, hématite, jaspe rouge, œil de fer, pierre de soleil, rubis, rutile, spinelle rouge, zircon hyacinthe
- pierres brun foncé à noires : morion, obsidienne, onyx noir, quartz fumé, tourmaline noire, tectite noire.

SVADHISTANA

2ème chakra : attention, connaissance, créativité – Je Sens

Ce chakra correspond au centre de force où se vit la dimension de l'amour sexuel. C'est la porte d'entrée des forces vitales. Ce chakra nous amène à réfléchir sur la relation aux autres, la relation de couple et l'attraction physique qui en découle.

Positionnement : 1ère lombaire de la colonne vertébrale, deux doigts sous le nombril

Couleur : orange

Arômes : ylang-ylang, santal, myrrhe

Élément : eau

Glande : surrénale

Qualité : connaissance, créativité

<u>Les pierres associées</u> :

- pierres orange-rouge, orange-brun : agate rouge-orange, ambre brun, andalousite, calcite orange, citrine ambrée, crocoïte, grenat orangé-brunâtre, jaspe rouge ou orangé, opale de feu, pierre de soleil, sphalérite, spinelle orange, topaze impériale

MANIPURA

3ème chakra : satisfaction, paix intérieure, générosité, sens du respect et de la dignité de l'Esprit – Je Veux

Ce chakra correspond à la conscience du monde astral, divisée en deux parties :

- astral inférieur :

jaune orangé : passion, colère, désir, émotion vive,

élément : feu/vue

- astral supérieur :

jaune doré : amour fraternel, sensualité

élément : air/odorat

Positionnement : plexus solaire, deux doigts au-dessus du nombril

Couleur : jaune

Arômes : lavande, romarin, bergamote

Elément : feu

Glande : pancréas

Qualité : satisfaction, paix

Les pierres associées :

- pierres jaunes / jaune-vert : agate jaune, ambre, amétrine, andalousite, brazilianite, calcite jaune, chrysobéryl, citrine, danburite, grenat andradite, héliodore, hiddénite, hypersthène, œil de chat, œil de tigre, orthose, péridot, phénacite jaune, pyrite, quartz rutile, saphir jaune, scapolite, serpentine, sphalérite, sphène, topaze impériale, vésuvianite

ANAHATA

4ème chakra : confiance en soi, amour, responsabilité

Ce chakra cardiaque symbolise le mental concret ou mental inférieur, la voie de l'Amour. Zone où s'unissent en nous l'intellect et l'intuition de l'énergie divine.

Positionnement : cœur, situé entre les omoplates, légèrement à gauche de l'épine dorsale (sternum)

Couleur : vert et rose

Arômes : essence de rose

Élément : air

Glande : thymus

Qualité : courage, sécurité

<u>Les pierres associées</u> :

- pierres roses : corail rose, cornaline rose, danburite rose, diamant rose, kunzite, manganite, morganite, opale rose, phénacite rose, perle rose, quartz rose, rhodochrosite, rhodonite, tourmaline rose, scapolite rose, topaze rose

- pierres vertes : amazonite, aventurine, béryl vert, chrysocolle, chrysoprase, diopside, dioptase, émeraude, épidote, euclase verte, fluorine verte, grenat tsavorite et démantoïde, héliodore vert, jade impérial, jadéite, jade néphrite, malachite, moldavite, péridot, serpentine, tourmaline verte, tourmaline melon d'eau, zoïzite

- pierres dorées : jade magnétite, marcassite, pyrite, quartz rutile, or

VISHUDDHA

5ème chakra : communication, sens collectif, respect de soi et des autres, diplomatie et juste comportement – Je Communique

Ce chakra correspond au monde du mental supérieur. Il est l'expression de l'Amour, déjà éveillé par le 4ème. Il permet la matérialisation du Verbe et donne forme aux mantras par le son.

Positionnement : à la base de la gorge entre la jugulaire et le larynx

Couleur : bleu

Arômes : eucalyptus, sauge

Élément : éther

Glande : thyroïde

Qualité : communication

<u>Les pierres associées</u> :

- pierres bleu pâle : aigue marine, cyanite, cordiérite, danburite bleue, diamant bleu, euclase bleue, fluorite bleue, hémimorphite, labradorite, topaze bleue, saphir bleu clair, tourmaline indicolite

- pierres bleu-vert : aigue marine, amazonite, apatite, chrysocolle, dioptase bleutée, émeraude bleutée, euclase, fluorite bleu-vert, hémimorphite, œil de faucon, opale noire à dominante bleu-vert, turquoise
- pierres argentées : argent natif, galène, marcassite

AJNA

6ème chakra : conscience sans pensées, discernement, pardon, expérience du présent – Je vois

Ce chakra correspond au plan bouddhique : l'amour-sagesse, la pensée rationnelle et intuitive et la perception extrasensorielle.

Positionnement : frontal ou 3ème œil, un doigt au-dessus de la racine du nez et au milieu du front

Couleur : indigo

Arômes : menthe, jasmin

Élément : esprit

Glande : hypophyse (glande pituitaire)

Qualité : pardon

Les pierres associées :

- pierres bleu-violacé : apatite bleue, azurite, dumortiérite, labradorite, lapis lazuli, lazurite, opale noire, saphir bleu, sodalite, spinelle bleu, tanzanite, tourmaline bleue (indigolite), zircon starlite
- pierres violettes : améthyste, charoïte, corail violet, fluorite violette, opale blanche ou noire à irisations violettes, spinelle violet, tanzanite, zircon violet
- pierres jaunes : ambre jaune clair, chrysobéryl jaune clair, citrine, danburite jaune, diamant jaune, fluorite jaune, œil de tigre, orthose, saphir jaune, scapolite jaune paille, sphalérite jaune

SAHASRARA

7ème chakra : conscience collective, harmonie, union au Soi – Je Sais

Ce chakra correspond à l'esprit divin : le père, la volonté d'agir, l'universalité, l'union des deux polarités avec la conscience

Positionnement : au sommet du crâne, la porte du Ciel

Couleurs : violet, blanc ou or

Arômes : principe de l'essence pure

Éléments : vibration

Glande : épiphyse (glande pinéale)

Qualité : conscience

<u>Les pierres associées</u> :

- pierres violettes : améthyste, charoïte, spinelle violet, tanzanite
- pierres blanches : cristal de roche, diamant, gypse gemme, opale blanche, perle, phénacite, pierre de lune
- pierres or : pépite d'or, or cristallisé

Si nous comprenons l'importance qu'à notre Terre, nous comprenons alors que la Terre et l'Homme sont inséparables, et que nous avons besoin de notre Terre pour vivre. Il faut donc apprendre à la connaître, à la respecter et à la préserver.

LE MAGNETISME DE LA TERRE

La Terre est un aimant naturel avec un pôle Nord et un pôle Sud magnétiques, un axe magnétique, et un champ de force qui s'étend jusque dans l'espace. Le champ magnétique à la surface de la planète, connu sous le nom de champ géomagnétique, a la force d'environ un demi-gauss. C'est la structure interne de la Terre qui crée ce champ. Les scientifiques pensent que le magnétisme de la Terre vient de la circulation de roches en fusion dans le noyau extérieur de la Terre. Le noyau intérieur est formé principalement de fer solide, hautement conducteur d'énergie. La magnétisation acquise par la roche au moment de sa formation reste permanente.

LES PIERRES DE BASALTE

Le basalte est une roche volcanique issue du magma refroidi rapidement au contact de l'eau ou de l'air. Il a une structure microlithique, et il est composé essentiellement de plagioclases, de pyroxènes, d'olivine et de magnétite.

(source Wikipédia)

Les pierres sont ramassées principalement en bord de mer ou de rivière, et proviennent de pays tels que le Pérou, l'Argentine ou encore l'Indonésie.

Ces pierres minérales sont réputées pour leurs excellentes qualités de rétention de la chaleur ou du froid, elles transmettent et amplifient l'énergie, ce qui est parfait pour le massage aux pierres chaudes.

Il existe deux possibilités d'utilisation des pierres de basalte :

- soit en ustensiles de massage,
- soit en ustensiles de réflexologie sur les points d'acupuncture par pressions.

Il existe différentes formes de pierres pour chaque zone du corps, et différentes couleurs : noires, marbrées ou de deux tons.

La couleur n'a pas d'importance, elles auront toutes le même effet. L'important est qu'elles soient lisses, et d'une épaisseur d'environ 1 cm.

Leur taille ne doit jamais être supérieur à 10 cm de long afin de les avoir bien en main.

Il existe plusieurs longueurs :

- les grandes entre 7,5 et 10 cm,
- les moyennes entre 6,5 et 7,5 cm,
- les petites entre 1 et 5 cm ;
- celles pour les orteils, entre 1 et 2 cm de long, sont très fines pour que leur contact avec les orteils reste agréable, mais attention à leur petite taille *(elles refroidissent vite).*

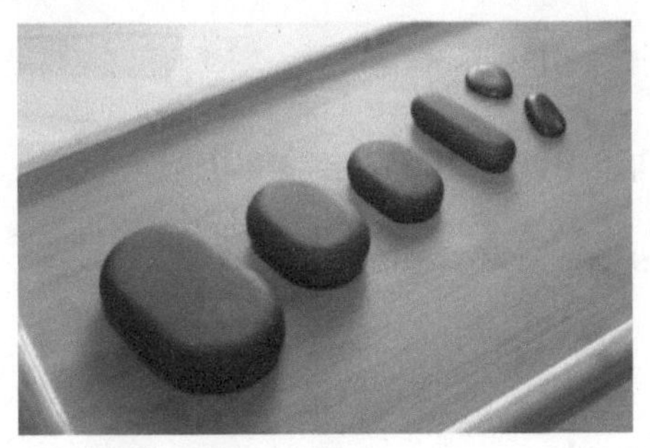

Grandes pierres

Positionnement : modelage actif sur la musculature large

Zones : grand fessier, sacrum

Pierres moyennes

Positionnement : modelage actif

Zones : mains, bras, deltoïde

Petites pierres

Positionnement : massage actif

Zones : front, manipulation faciale

Pierres-orteils

Positionnement : massage actif

Zone : entre les orteils

Pierres ovales

Positionnement : massage actif

Zone : la plante des pieds

Pierres-point de pression

Positionnement : utilisée pour déclencher un relâchement des points de tension

Zone : fosse rhomboïde, splénius, point interscapulaire

LES PIERRES FROIDES

Si vous prévoyez d'ajouter des pierres froides à votre massage, utilisez des pierres en marbre. L'efficacité de ces pierres sédimentaires est attribuée à la nature de leur minéralogie, qui améliore leurs propriétés de rétention du froid.

COMMENT LES UTILISER ?

Rafraîchissez-les d'abord au congélateur, puis au moment du soin, placez-les dans un bol avec des glaçons. Essuyez-les avant utilisation.

Les zones où l'on peut utiliser les pierres froides sont les zones orbitales ou les sinus, ainsi que les tissus profonds.

LEURS BIENFAITS

Elles aident à la réduction de l'arythmie, calment les irritations, décongestionnent les tissus et réveillent le métabolisme en général.

Veillez à manipuler les pierres par les bords pour que vos mains n'absorbent pas le froid et ne glacent votre massé.

Température : à partir de 10°C

Application : dans la procédure de sédation, dans les protocoles de tonification, cicatrices

Méthode d'utilisation : toujours à sec et avec un tissu de protection doux pour protéger la peau du froid

Zones du corps : aire du sinus et orbital, après les pierres chaudes

Action superficielle : réduit et diffuse les œdèmes tout en rafraîchissant les muscles, crée une vasoconstriction et atténue les douleurs

Action profonde : relâche la tension, réduit la température, diminue la pression

À noter : on ne pose jamais de pierres froides sur les reins ou le cœur, ni sur les blessures non cicatrisées.

COMMENT NETTOYER LES PIERRES ENTRE LES SESSIONS

Il faut nettoyer les pierres entre chaque massage, et ce pour des raisons d'hygiène et de magnétisme.

Notez qu'au cours du massage, il est recommandé de ne pas remettre dans le bac les pierres ayant été utilisées et donc huilées. Si ce devait être le cas, sachez que vous abimeriez votre unité de chauffage ainsi que vos pierres car un dépôt blanchâtre très difficile à retirer se déposerait sur les parois et les pierres. Ayez deux jeux de pierres, et au fur et à mesure du massage, mettez les pierres utilisées de côté sur une serviette réservée à cet usage.

LA PROCEDURE DE NETTOYAGE :

À la fin du modelage, éteignez l'unité de chauffage, attendez que le bac soit tiède ou froid. Enlevez les pierres de l'unité de chauffage puis placez-les dans de l'eau chaude et du savon antibactérien, de même pour les pierres que vous avez mises de côté. Laissez tremper les pierres pendant un bon quart d'heure. Pendant ce temps, rincer le récipient de l'unité de chauffage et aseptisez-le avec de l'eau chaude et du savon antibactérien. Lavez les pierres à l'eau claire, puis séchez-les. Rincez le récipient, séchez-le. Vous pouvez y remettre les pierres.

Énergétiquement, il serait intéressant, après la désinfection, de verser de l'eau froide sur les pierres ou de les saupoudrer de sel de mer en y ajoutant de l'eau ; laissez poser une nuit si possible, cela restaurera leur énergie, puis rincer à l'eau claire.

QUELQUES REGLES A RESPECTER AVANT DE DONNER OU DE RECEVOIR UN MASSAGE

Pour le masseur :

- prenez soin de vous couper les ongles court,
- soyez propre et ayez une odeur agréable,
- attachez vos cheveux,
- portez une tenue adéquate,
- adaptez vos mouvements au rythme de la respiration du massé,
- restez décontracté, relâchez vos muscles, baissez les épaules,
- écoutez-vous, ressentez et ne suivez pas à la lettre le protocole, inspirez-vous en et imaginez,
- respirez, ne vous bloquez pas, le massage doit être une détente, également pour vous,

- je vous recommande vivement de pratiquer des activités tels que le yoga, le do-in, la gymnastique du dos afin de renforcer vos muscles dorsaux, de la méditation afin d'être serein et en phase lors du massage,
- lors du massage, ne sollicitez pas trop votre dos ; comme un danseur, utilisez la force et la souplesse de vos jambes pour bouger,
- procurez-vous une pierre de labradorite, à garder sur vous ou bien dans la pièce afin qu'elle se charge des ondes négatives des personnes qui viendront vous voir.

Pour le massé :

- ne mangez pas trop avant une séance,
- allez aux toilettes avant le massage,
- éteignez votre téléphone,
- respirez profondément,
- pendant le soin, laissez vos pensées passer, ne vous y attardez pas afin de trouver la sérénité et le bien-être.

ET DANS LA PRATIQUE ? QUE RETENIR

- Les pierres sont toujours plates et lisses, le praticien en massage tient toujours les pierres dans ses mains avant de les mettre en contact avec le corps du massé, afin de s'assurer de la bonne température.
- Cependant, chaque personne ayant sa propre tolérance à la chaleur, demandez au massé de vous prévenir si les pierres sont trop chaudes.
- Avant de commencer le soin, demandez toujours au massé s'il a des problèmes de santé, des allergies ou quelque chose que vous devez savoir.
- Le masseur commence par appliquer de l'huile sur le corps afin que les pierres glissent sans à-coups le long des muscles. On ne passe pas sur les os.
- Un massage aux pierres chaudes dure de 60 à 90 minutes, et coûte environ 75 euros selon les lieux de pratique.

LA PREPARATION AVANT LE MODELAGE

Avant tout modelage, préparez le lieu. L'atmosphère qui se dégage de la pièce où vous allez masser est primordiale. Elle permettra à la personne massée de se détendre plus facilement, d'être dans une ambiance sereine et calme, et de pouvoir se sentir ainsi plus en confiance.

L'AMBIANCE

Dans une pièce saine et aérée, puis chauffée, il faut du calme, sans musique ou avec une légère musique en arrière-plan, ou des sons selon l'envie du massé.

Pensez à débrancher le téléphone, à éteindre les portables, fermez les rideaux, allumez des bougies ou une lampe de sel pour une lumière douce et chaude.

LA TABLE DE MASSAGE

Une table pliante peut être un investissement intéressant si vous faites régulièrement des massages, et elle permet de se ranger facilement.

Préférez-la en bois, bien plus agréable énergétiquement qu'une table en alu, mais plus lourde.

LES PETITS PLUS

Pourquoi ne pas investir dans une table chauffante ? Elle procure un réel confort, mais veillez à toujours demander à la personne si cela lui convient ou non. À éviter si vous faites des massages énergétiques à cause des vibrations.

Prévoyez une couverture polaire, légère et chaude, à mettre sur le drap qui recouvrira le massé.

Une fois la pièce prête, renseignez-vous auprès de la personne qui sera massée sur ses éventuels problèmes de santé, ses allergies possibles à une plante, afin d'être certain qu'elle puisse recevoir ce massage.

L'important est que la personne massée soit à l'aise, vous également. Si vous ne souhaitez pas masser une personne dévêtue, dites-le-lui. Si vous n'êtes pas à l'aise, cela se sentira lors du massage.

Prévoyez des slips ou strings jetables. Le massé peut rester en sous-vêtements, mais je vous conseille de lui faire retirer au moins le soutien-gorge, sinon cela vous fera perdre du temps pendant le massage lorsque vous serez au niveau du dos et qu'il faudra le détacher pour avoir complètement accès à la zone de massage, sans oublier que vous risquez d'y mettre de l'huile.

Lors du massage aux pierres chaudes, je couvre toujours le massé avec un drap, et je découvre uniquement les parties que je masse, cela permet également de recouvrir les pierres afin qu'elles gardent la chaleur le plus longtemps possible.

Le massage aux pierres chaudes nécessite beaucoup d'huile pour assurer la fluidité des mouvements et des pierres.

Choisissez une huile à base végétale, naturelle et bio. N'oubliez pas les éventuelles allergies dont vous aura informé le massé et choisissez une huile appropriée.

Vous pouvez fabriquer vous-même vos propres huiles de massage.

Privilégiez des huiles à consistance moyenne, hydratantes et dont l'odeur est agréable, telle que l'huile de noyaux d'abricot ou d'amande douce, que vous couperez avec de l'huile de pépins de raisin biologique pour la rendre plus légère, et de l'huile de germe de blé pour éviter que votre huile de massage ne rancisse.

Voici un exemple d'huile de massage :

- 50 % huile de noyaux d'abricot
- 45 % huile de pépins de raisin
- 5 % huile de germe de blé

Procurez-vous un flacon avec un bec verseur, bien plus pratique car il évitera d'en renverser. Dans la mesure du possible, chauffez légèrement votre huile avant tout massage.

À savoir :

Si le massé ne supporte pas l'huile, vous pouvez aussi faire votre massage avec du talc ou de l'argile en poudre très fine.

Sachez que les poils absorbent beaucoup d'huile, prévoyez donc 50 % d'huile supplémentaires si le massé est poilu.

Les huiles essentielles

Toujours biologique de préférence, vous pouvez ajouter à vos huiles de massage quelques gouttes d'huile essentielle, par exemple :

- HE lavande pour son effet relaxant,
- HE ylang-ylang pour son effet réconfortant,
- HE citron pour son effet tonifiant.

TECHNIQUES ET PERCEPTION ESSENTIELLES POUR PRATIQUER CE MASSAGE

Les bases pour le masseur

L'ANCRAGE AU SOL

Lors d'un massage, l'énergie circule entre le masseur et le massé. Il est fondamental d'être connecté à la terre par un ancrage au sol.

Les deux pieds bien à plat au sol, les mouvements de votre corps sont fluides.

Soyez concentré sur votre corps et vos gestes. Soyez présent et conscient.

LA MAITRISE DE LA RESPIRATION

Le massage est un moment d'harmonie entre le massé et le masseur, respirez profondément, détendez tous vos muscles et mettez-vous en phase avec la respiration du massé, vos mouvements calés sur sa respiration.

LA PRISE EN MAIN

Ayez un touché franc, gardez vos mains et poignets souples, soyez fluide et restez à l'écoute, vos mains doivent s'adapter aux formes du massé afin de lui procurer une sensation d'enveloppement.

QUELLE PRESSION POUR LE MASSE ?

Avant chaque massage, il est judicieux de demander au massé le degré de pression qu'il souhaite recevoir. Chaque personne étant unique, le degré de pression change, et cela n'a rien à voir avec la masse corporelle de la personne.

Massez avec tout votre corps, utilisez le poids de votre corps et non la force de vos bras pour gérer la pression. La sensation ne sera pas du tout la même.

L'INTENTION

Soyez conscient !

Chaque geste est fait avec une intention particulière.

Ne pratiquez jamais un massage mécaniquement en suivant à la lettre un protocole. Recevez-le, pensez-le et adaptez-le à l'instant, au massé, à ce que vous ressentez au moment de donner ce massage.

LA TECHNIQUE

Il existe au moins une centaine de mouvements différents.

<u>Les plus utilisés</u> :

- **Frictions**

Pour une action sur la peau, le système nerveux.

Les frictions s'exercent avec les doigts ou les poings soit le long d'un muscle en mouvements linéaires ou circulaires, par des mouvements d'aller-retour ; soit en pression sur un nœud musculaire ou point sensible. Point que l'on va travailler sur l'expiration du massé, puis relâcher sur l'inspiration.

- **Glissés / Effleurage**

Pour une action sur la peau, le système nerveux, le drainage des liquides.

Les glissés se font à l'aide des doigts, des paumes des mains ou encore des avant-bras. Ils s'exercent d'avant en arrière par des mouvements linéaires ou circulaires, sur un rythme régulier, par une pression légère.

L'effleurage est la base du massage, c'est le mouvement que l'on va utiliser pour appliquer l'huile, et le mouvement qui permet de réunifier tout le corps.

- **Pétrissage**

Pour une action sur les muscles et les tissus adipeux.

Le pétrissage s'exerce sur un muscle que l'on saisit à pleine main, que l'on presse puis que l'on relâche, ou avec les deux mains en un mouvement alternatif.

Déconseillé aux personnes souffrant de problèmes circulatoires.

- **Pressions glissées**

Pour une action sur les points réflexes, les fluides.

Une pression s'exerce avec la paume de la main, en se servant du poids de son corps pour induire la pression.

La pression s'exerce au niveau des masses musculaires, et la variation de pression doit varier. La pression glissée doit être profonde et s'exercer lentement, en étant adaptée aux besoins du massé. Elle permet de se détendre en profondeur, de relâcher toutes les tensions du corps.

LISTE DU MATERIEL NECESSAIRE POUR CE MASSAGE

- un appareil chauffe-pierres spécifique ou unité de chauffage *(elle chauffera et maintiendra l'eau à bonne température),*
- un mélange de pierres de basalte *(au moins 40 pierres de basalte de tailles différentes),* ainsi que 7 pierres semi-précieuses pour les chakras :
    - 8 grosses pierres + 12 moyennes + 8 petites + 8 pierres à orteils + 1 pour la réflexologie,
- un jeu d'accessoires : un filet, une louche en bois ou une épuisette,
- une huile de massage bio de préférence,
- éventuellement des huiles essentielles,
- deux serviettes « nid d'abeille » ou pas trop épaisses,
- un grand drap de bain et 2 gants,
- un coussin de massage.

Attention : ne pas utiliser de casserole, hydro-collateur, micro-ondes ou chauffe-serviettes, ces matériaux sont extrêmement dangereux puisqu'ils ne peuvent pas réguler correctement la température des pierres.

Avant chaque massage, veillez à vérifier votre matériel, il serait dommage de nuire au bien-être du massé pendant le massage.

Commencez par vérifier vos pierres :

- 4 des plus grosses pierres pour le dos : 2 au centre à plat l'une sur l'autre et 2 debout contre la paroi de l'unité de chauffage,
- 10 des plus petites pour le dos, rassemblées à gauche des précédentes,
- 5 moyennes pour les chakras du corps,
- 1 moyenne et plate pour la nuque,
- 1 petite pour le 3ème œil,
- 2 des plus rondes et allongées pour masser et placer sous les tendons d'Achille,
- 8 petites et plates pour les orteils,
- 4 moyennes pour masser les côtés du corps,

- 4 à 6 petites pour masser le haut du corps *(trapèzes, nuque, visage et cuir chevelu).*

Remplissez la cuve de l'unité de chauffage de telle façon que les pierres soient complètement immergées. Il est recommandé de placer un linge fin (gaze, tapis d'évier blanc en plastique) au fond du chauffe-pierres pour éviter les rayures et réduire le bruit pendant le massage.

Réglez le thermostat entre 120 et 140°F (soit 50°C environ), le thermomètre doit indiquer 130°F (prenez les pierres à l'intérieur de l'appareil de chauffage à l'aide d'une cuillère en bois afin d'éviter de vous brûler).

Essuyez le surplus d'eau sur les pierres ainsi que sur vos mains avant de pratiquer le modelage, prenez les pierres quelques instants en mains pour vérifier la température.

Placez une pierre sur votre massé, attendez quelques instants et questionnez-le à propos de la chaleur. Chaque personne ayant son propre ressenti, il ne faut pas hésiter à questionner, même plusieurs fois, car la température de la pierre va se diffuser et donc augmenter au fur et à mesure du temps.

PROTOCOLE DU MASSAGE AUX PIERRES CHAUDES

MISE EN PLACE.

Faites asseoir le massé.

Récupérez plusieurs pierres pour le dos dans la cuve.

Positionnez les pierres en commençant au niveau du sacrum, de chaque côté des vertèbres, en les rangeant par paire, alignées le long de la colonne vertébrale (4 grosses pierres-lombaires, 8 moyennes colonne vertébrale), en évitant de les placer au niveau des os.

Couvrez les pierres avec une serviette et formez une rigole entre les pierres afin que la colonne vertébrale soit positionnée entre celles-ci. Le dos du massé doit être bien arrondi.

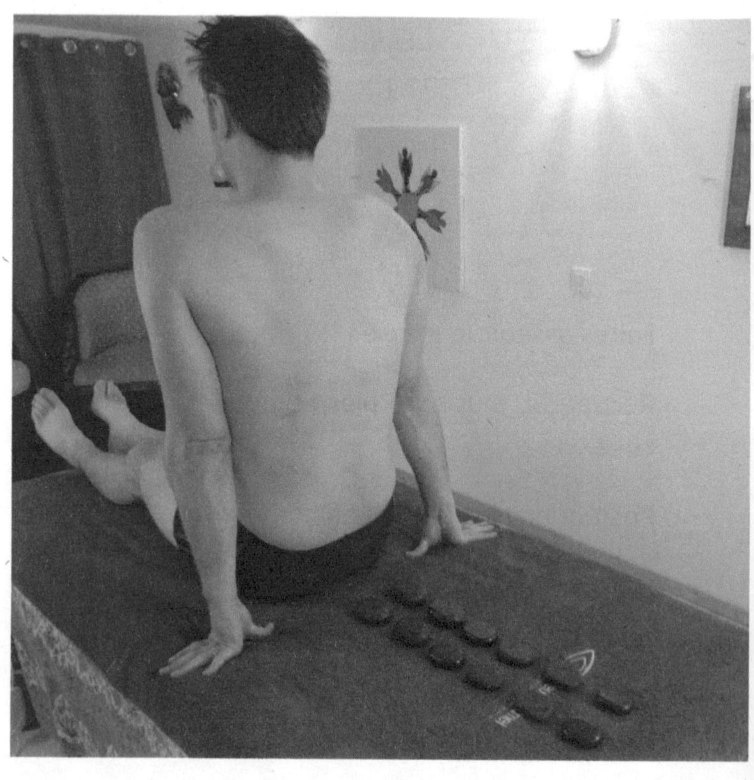

Aidez le massé à s’allonger sur la table.

Assurez-vous qu’il se sente à l’aise et que la température des pierres lui soit confortable. Si besoin, ajustez les pierres (n’oubliez pas que la température des pierres va augmenter en se diffusant sur toute la zone d’application).

Recouvrez-le d’une couverture douce, ou pourquoi pas d’un plaid bien chaud.

MISE EN PLACE DES PIERRES-CHAKRAS.

Placez une serviette sur le torse du massé.

Sortez et essuyez les pierres pour les différents chakras (1 longue et plate pour la nuque, 7 pierres semi-précieuses pour les chakras).

Placez la main gauche sur le chakra et de la main droite, positionnez les pierres du chakra « Racine » en remontant ainsi jusqu'au chakra de la gorge.

Récupérez deux petites pierres de main dans la cuve, placez-les dans deux gants de toilette.

Placez-les en douceur dans chaque paume du massé.

Recouvrez le massé.

Retirez la serviette des pieds du massé.

Placez les pierres-orteils entre les orteils.

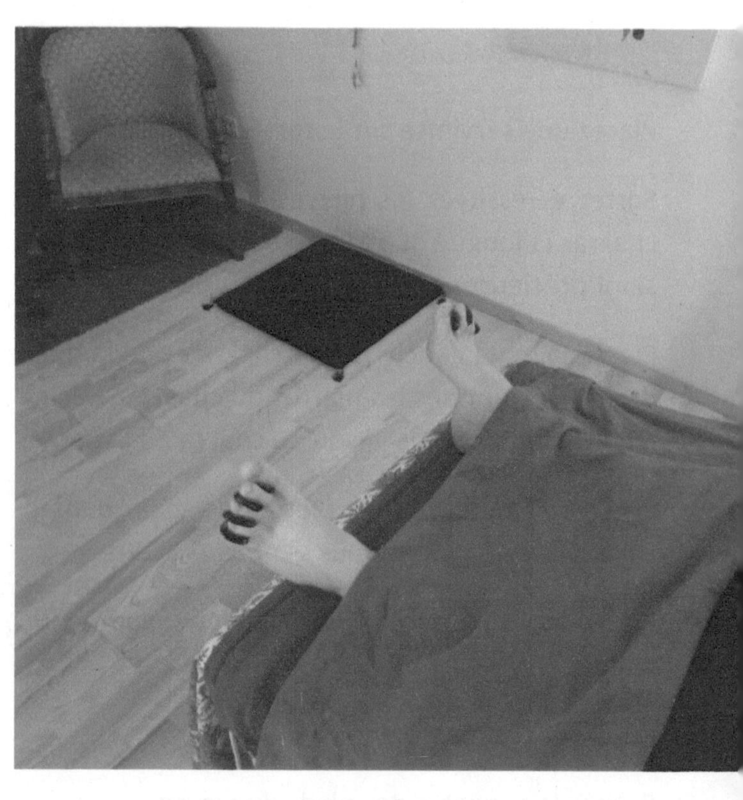

Couvrez les pieds.

DEBUT DU MODELAGE.

Enlevez la pierre-chakra du front.

Récupérez deux petites pierres-visage dans la cuve de chauffage.

MODELAGE DU DECOLLETE.

Sortez deux pierres moyennes du bac.

Essuyez-les et posez-les de chaque côté du cou au niveau des trapèzes.

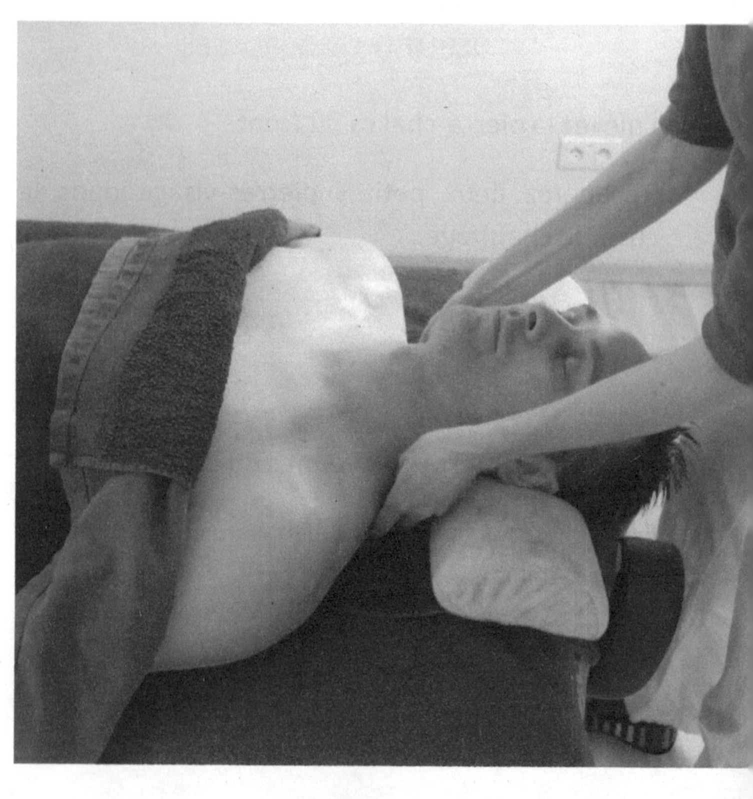

Appliquez de l'huile sur le décolleté, le cou et les épaules.

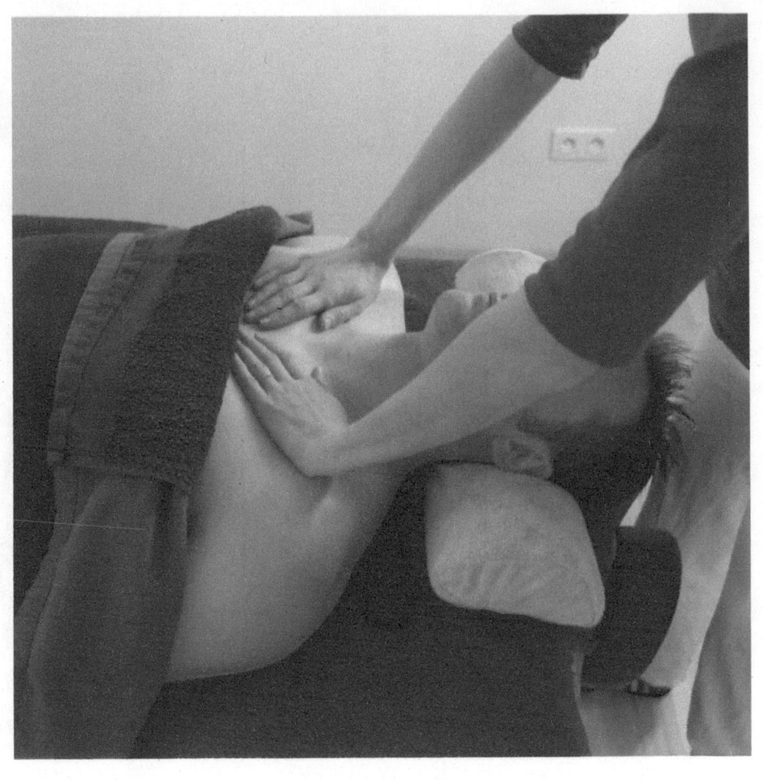

Lissage des trapèzes et du cou.

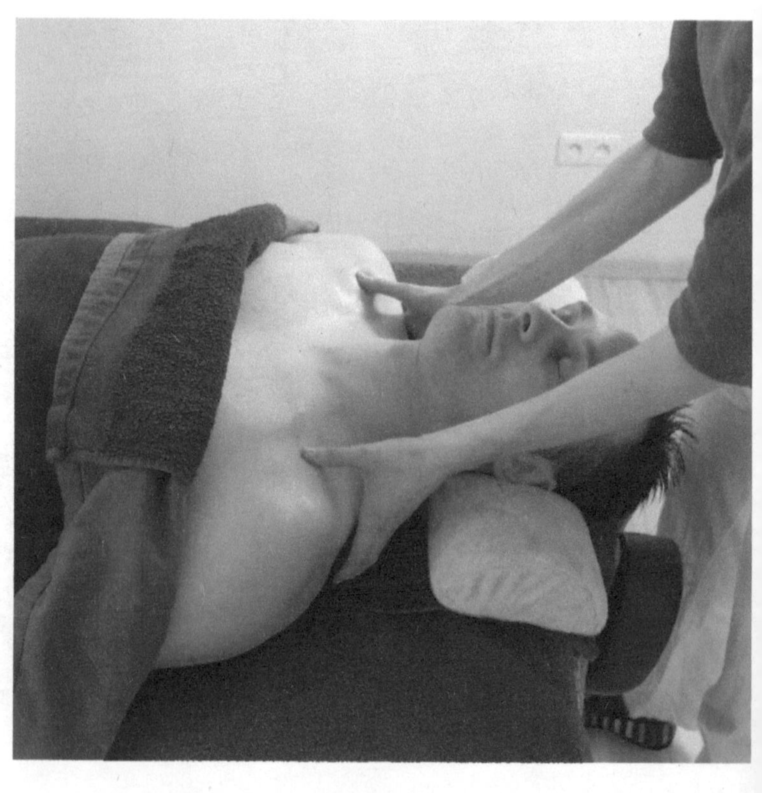

Faites pivoter la tête d'un côté.

Foulage circulaire des trapèzes avec la pierre jusqu'aux cervicales.

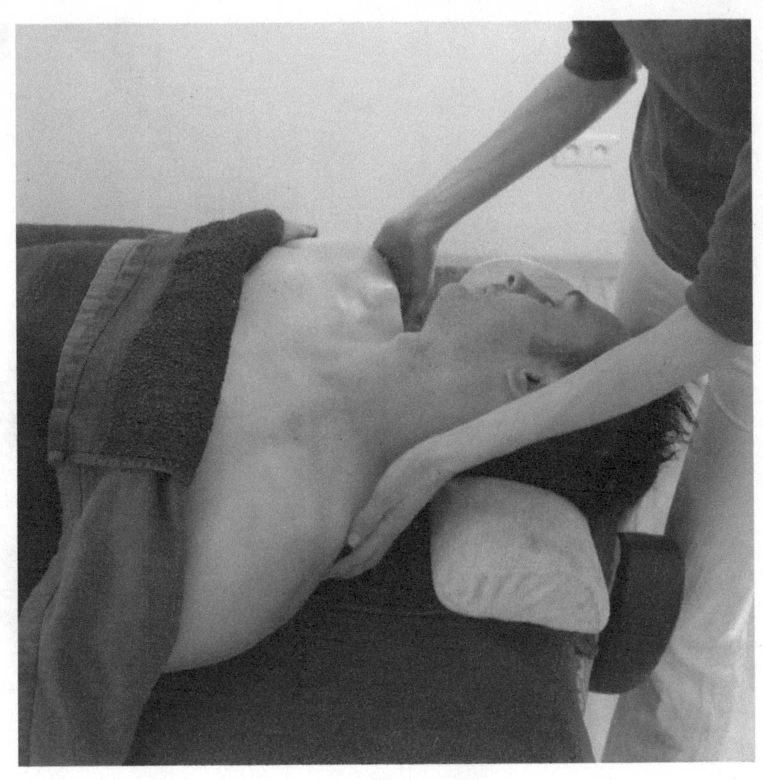

Posez la pierre.

Étirez par un mouvement à l'épaule opposée au visage.

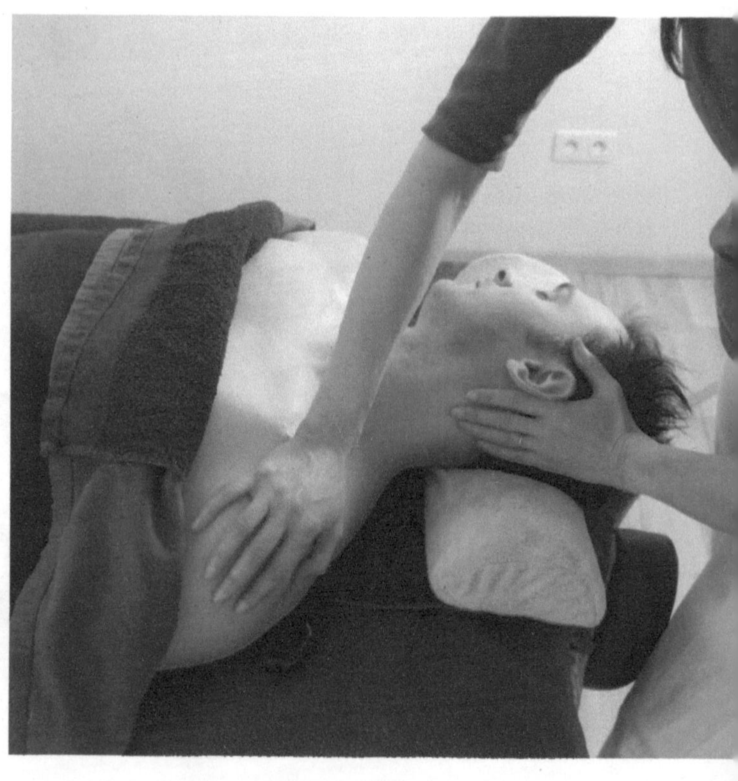

Faites pivoter la tête de l'autre côté.

Foulage circulaire des trapèzes avec la pierre jusqu'aux cervicales.

Posez la pierre.

Étirez par un mouvement à l'épaule opposée au visage.

Retirez deux petites pierres (éventuellement froides).

Appliquez de l'huile délicatement sur le visage par effleurages.

Lissage du front et des joues.

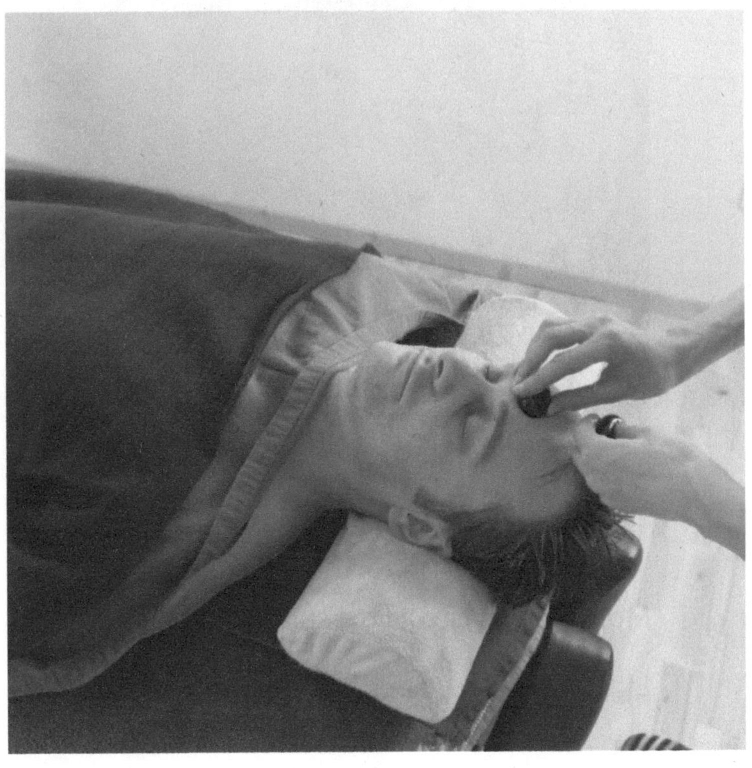

Lissage des sourcils suivi de légères pressions sur les tempes.

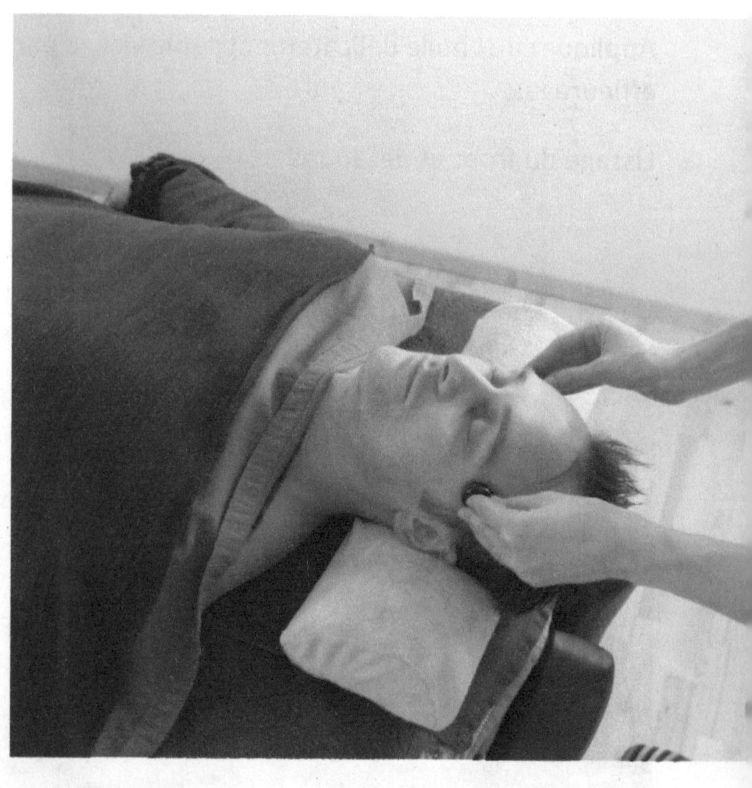

Mouvements circulaires autour des yeux.

Effleurages circulaires de la mâchoire.

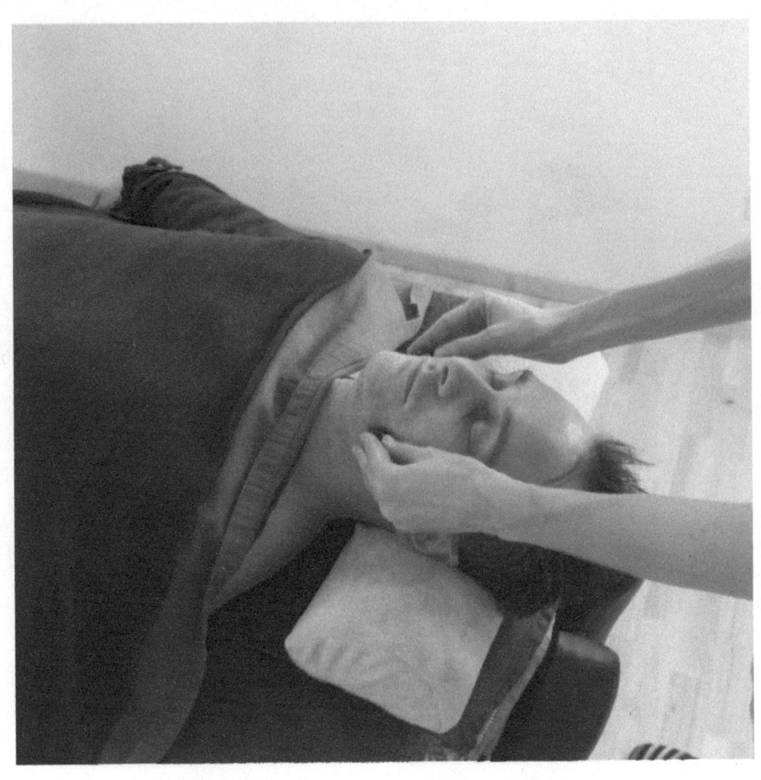

Drainage du front vers la mâchoire.

Positionnez un coussin de yoga sur les yeux.

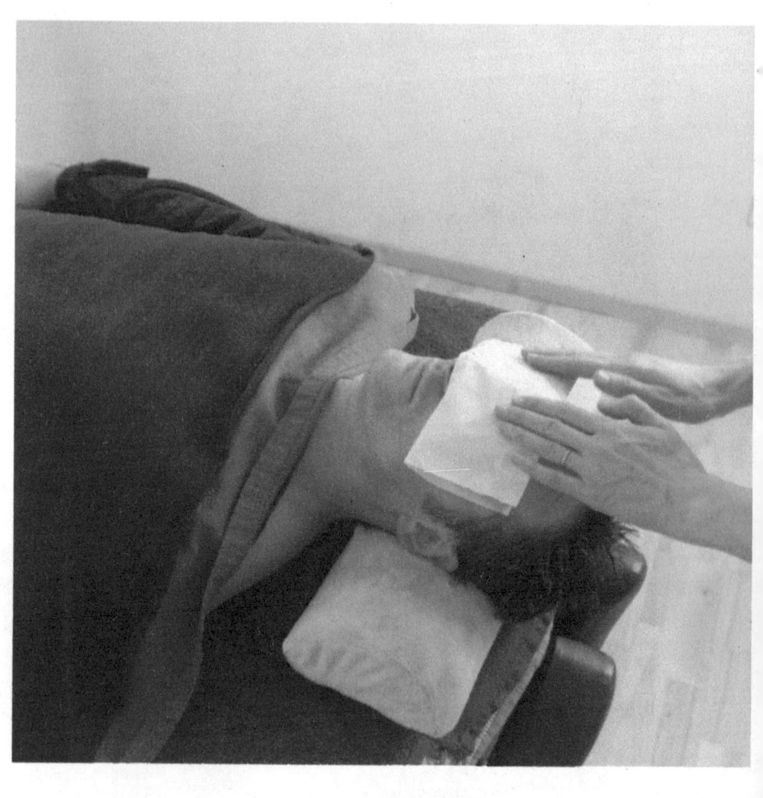

Massez le cuir chevelu en mouvements circulaires.

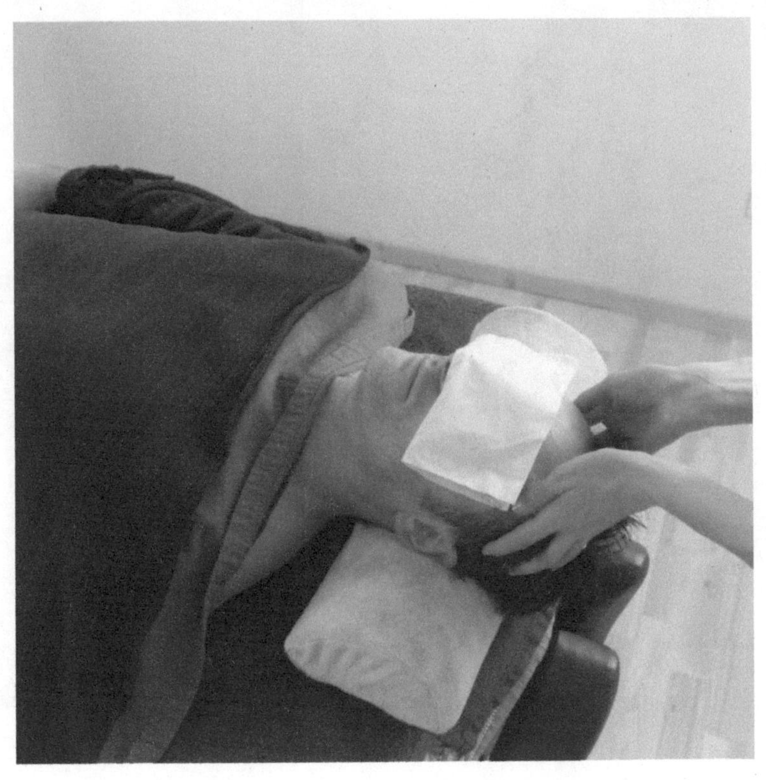

MODELAGE DES BRAS.

Positionnez-vous sur le côté gauche du massé.

Retirez la pierre située dans la paume de la main.

Appliquez de l'huile sur le bras.

Massez par effleurages en forme de 8.

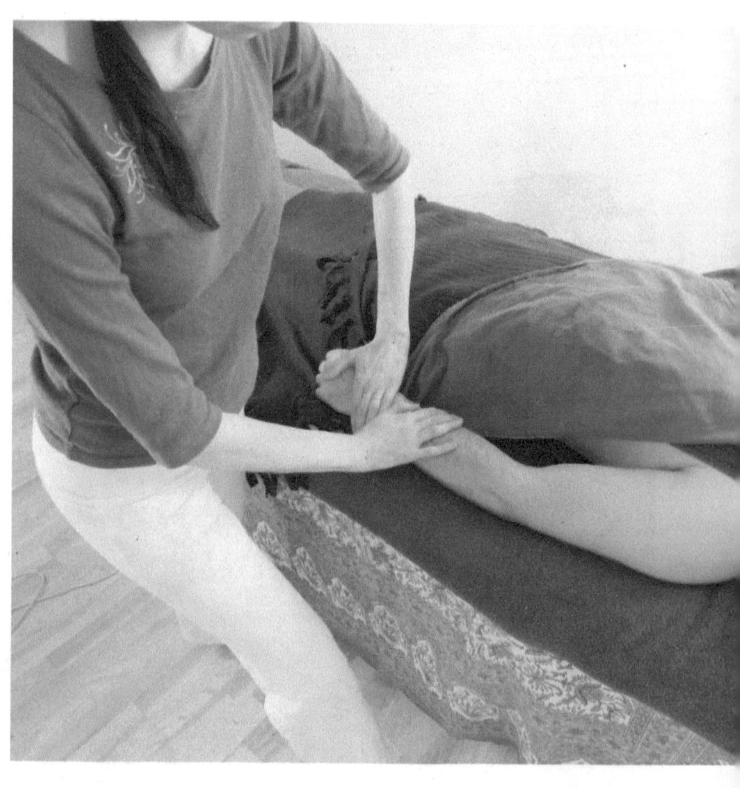

Pétrissez le long du bras, de la paume de la main jusqu'au haut de l'avant-bras.

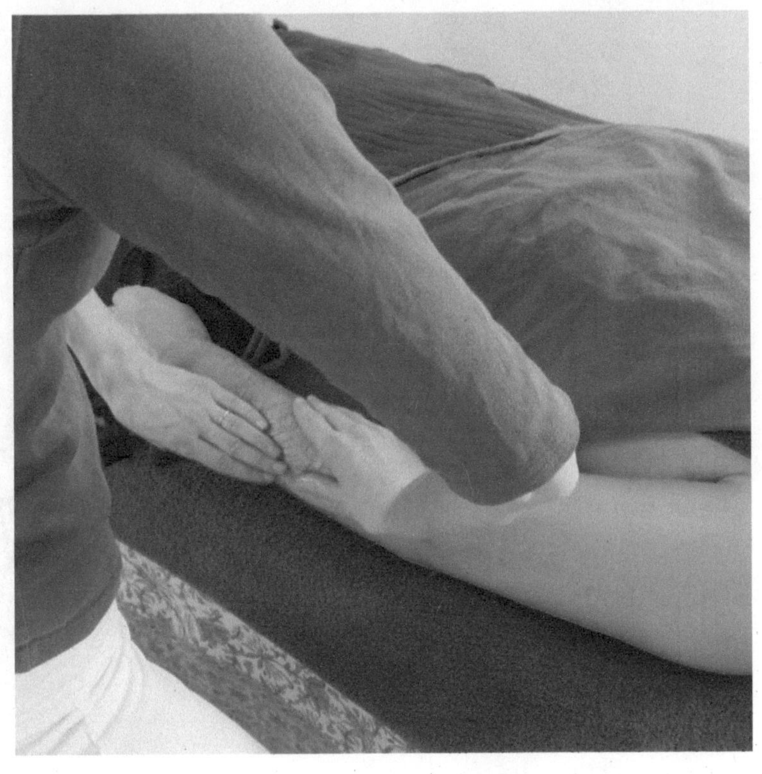

Récupérez deux petites pierres de paume dans la cuve.

Placez-en une sur le poignet, et tenez-la sur la face postérieure du poignet au niveau de l'articulation.

Avec l'autre main, prenez la seconde pierre et massez en effleurages la face intérieure de l'avant-bras.

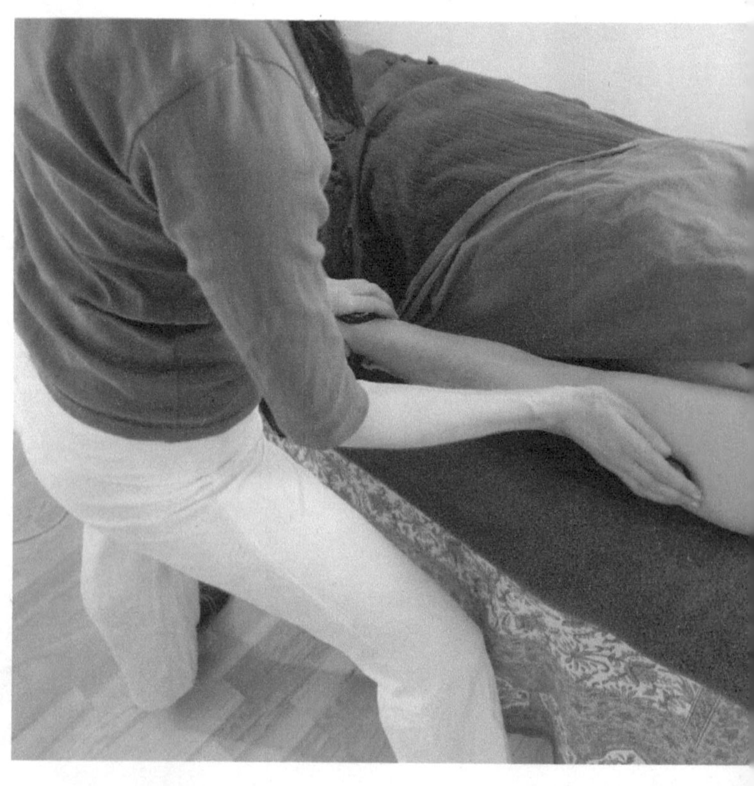

Prenez les deux pierres en main.

Tournez les pierres sur leur côté le plus long.

Glissez-les du poignet vers le haut de l'avant-bras avec une pression bien ferme.

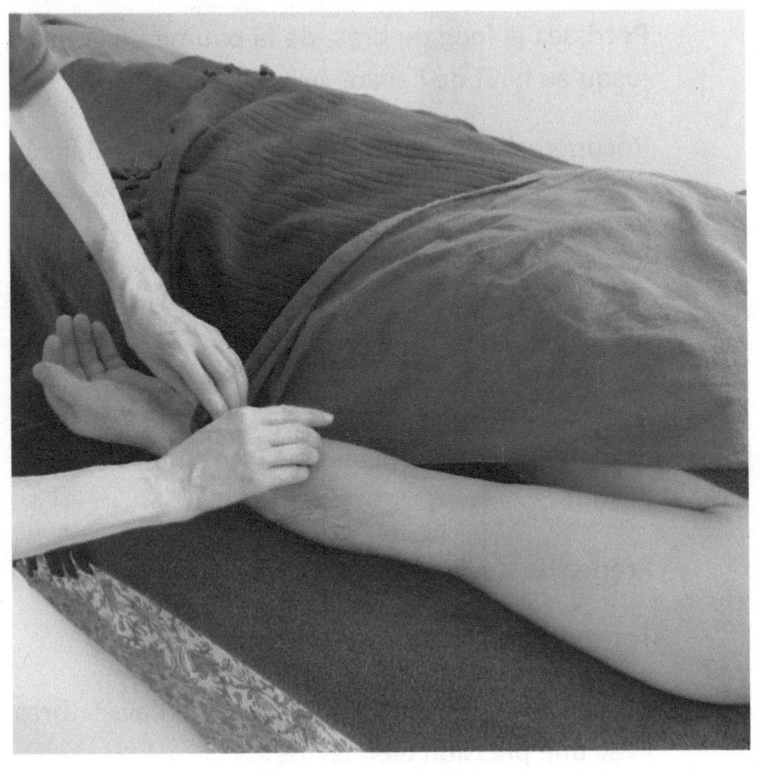

Repositionnez la pierre dans la paume de la main.

Faites de même pour l'autre bras :

Positionnez-vous sur le côté droit du massé.

Retirez la pierre située dans la paume de la main.

Appliquez de l'huile sur le bras.

Massez par effleurages en forme de 8.

Pétrissez le long du bras, de la paume de la main jusqu'au haut de l'avant-bras.

Récupérez deux petites pierres de paume dans la cuve.

Placez-en une sur le poignet, et tenez-la contre la face postérieure du poignet au niveau de l'articulation.

Avec l'autre main, prenez la seconde pierre et massez par effleurages la face intérieure de l'avant-bras.

Prenez les deux pierres en main.

Tournez les pierres sur leur côté le plus long.

Glissez-les du poignet vers le haut de l'avant-bras avec une pression bien ferme.

Repositionnez la pierre dans la paume de la main.

MODELAGE DES JAMBES ET DES ORTEILS.

Ôtez les pierres-orteils.

Sortez deux pierres moyennes.

Positionnez-vous du côté de la jambe gauche.

Remontez la serviette afin de dégager là jambe.

Appliquez l'huile le long de la jambe.

Effleurages de la jambe en forme de 8.

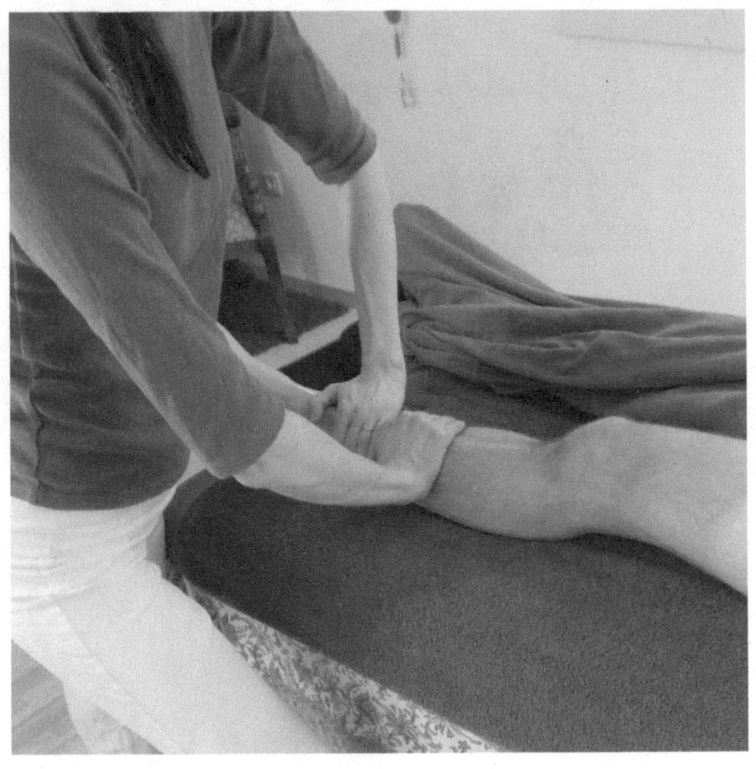

Prenez l'une des deux pierres.

Effectuez une prise de contact en posant la pierre contre la voûte plantaire, exercez une légère pression.

Lissage de la voûte plantaire en va-et-vient.

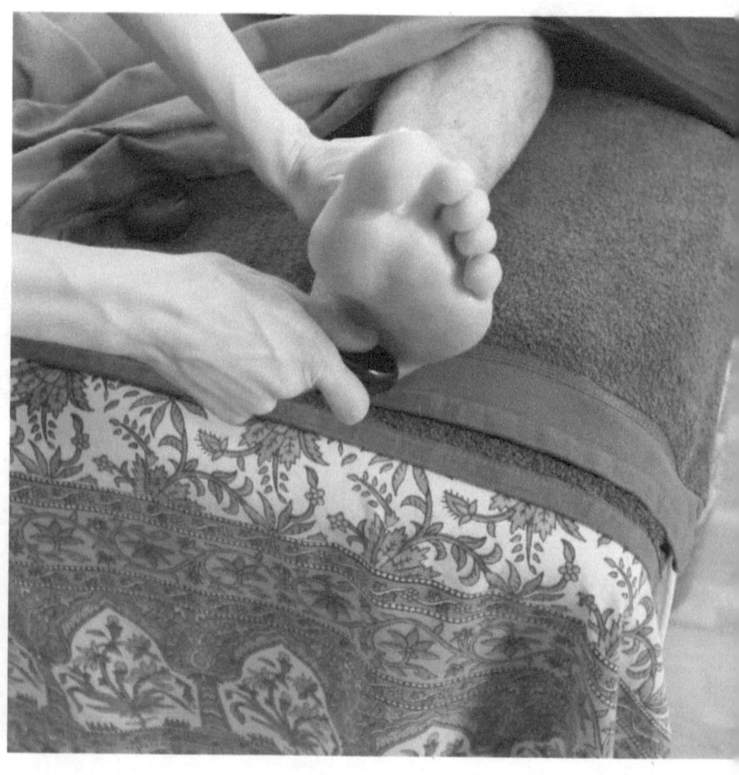

Prenez la seconde pierre.

Effleurages en 8 de bas en haut.

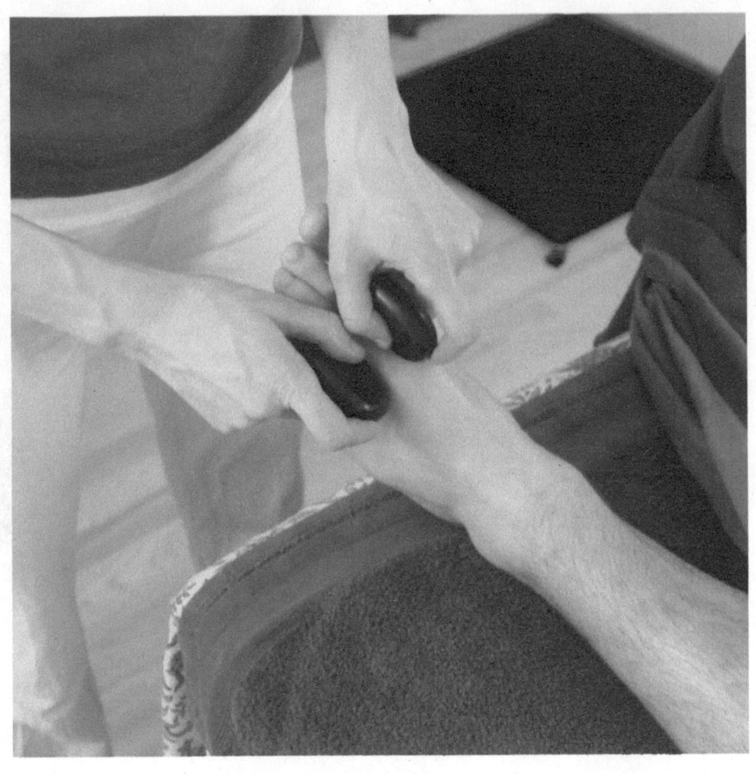

Lissage du dessus du pied en partant du centre et en lissant sur les extérieurs

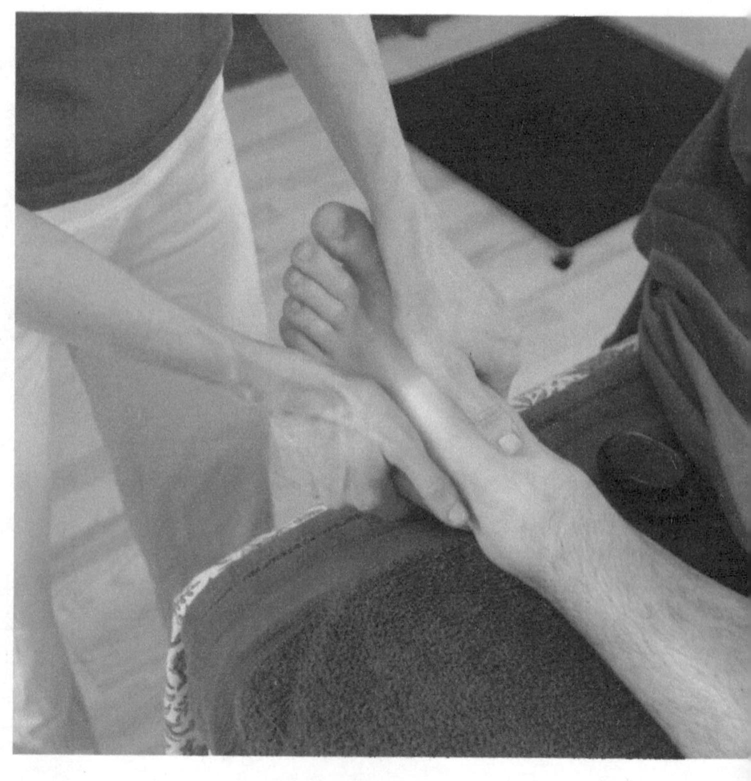

Mouvements circulaires des deux côtés de la jambe, de la cheville vers la cuisse, avec une pression en remontant vers le haut.

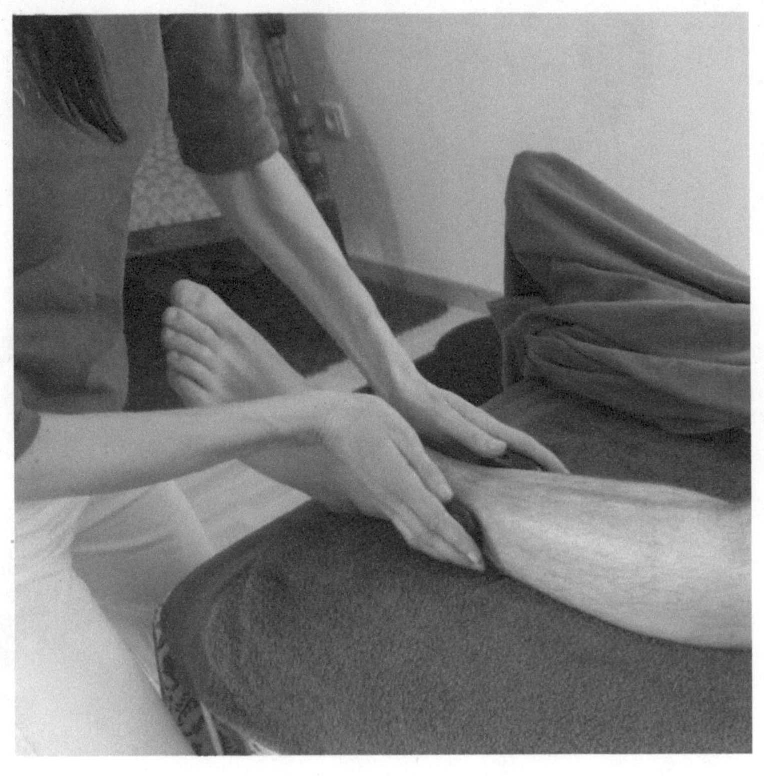

Lissage en griffes de la cheville à la cuisse avec les côtés des pierres

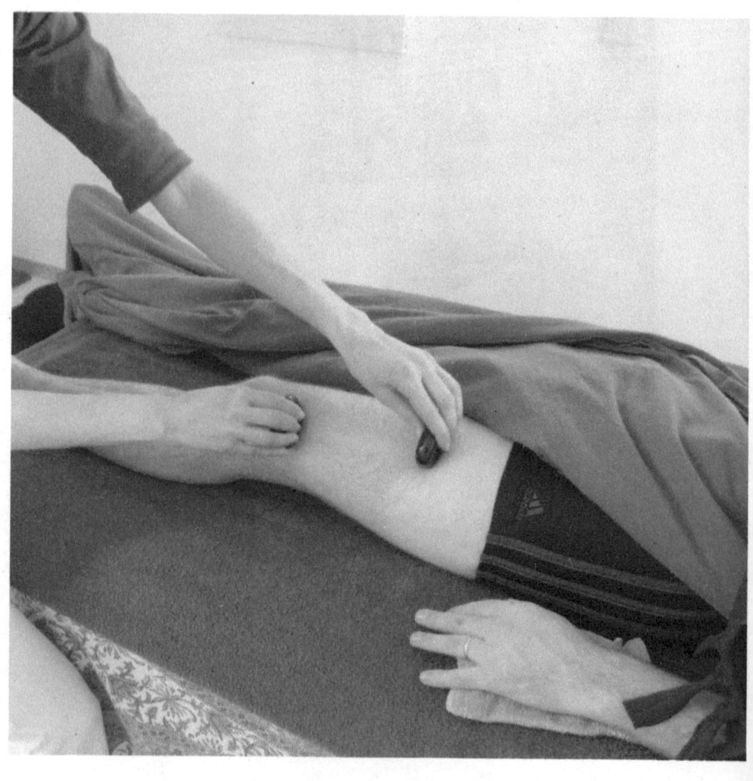

Posez les pierres.

Effleurages manuels de la jambe en 8.

Recouvrez la jambe sauf le pied.

Mouvements d'écartement des phalanges avec la paume de la main.

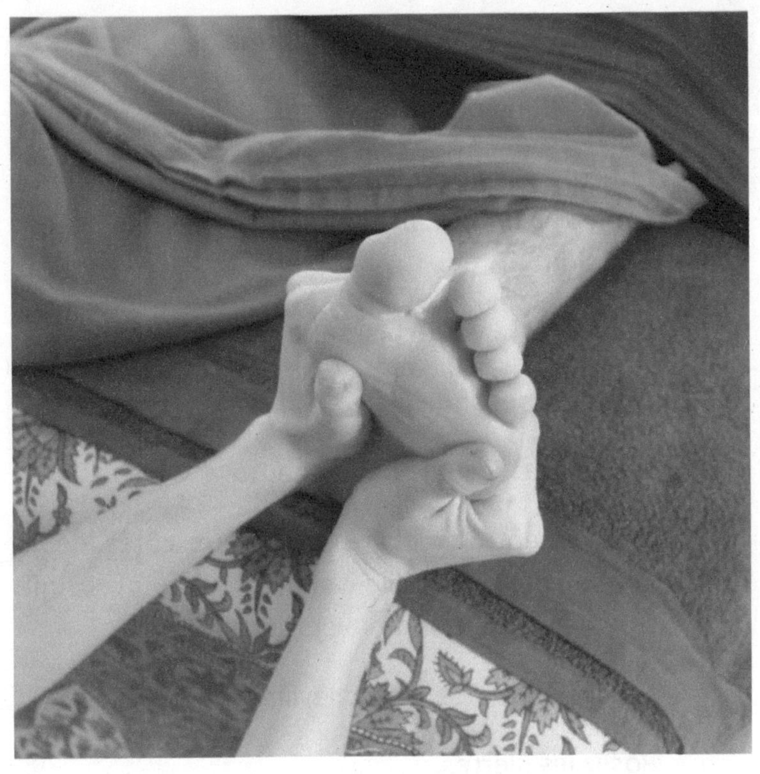

Mouvements d'éventail des phalanges.

<u>Faites de même pour l'autre jambe</u> :

Positionnez-vous du côté de la jambe droite.

Remontez la serviette afin de dégager la jambe.

Appliquez l'huile le long de la jambe.

Effleurages de la jambe en forme de 8.

Prenez l'une des deux pierres.

Effectuez une prise de contact en posant la pierre contre la voûte plantaire, exercez une légère pression.

Lissage de la voûte plantaire en va-et-vient.

Prenez la seconde pierre.

Effleurages en 8 de bas en haut.

Mouvements circulaires des deux côtés de la jambe, de la cheville vers la cuisse, avec une pression en remontant vers le haut.

Lissage en griffes de la cheville à la cuisse.

Posez les pierres.

Effleurages manuels de la jambe en 8.

Recouvrir la jambe sauf le pied.

Mouvements d'écartement des phalanges avec la paume de la main.

Mouvements d'éventail des phalanges.

Sortez deux pierres moyennes.

Enlevez la serviette qui recouvre les pierres-chakras.

Enlevez les différentes pierres-chakras.

Faites respirer le massé.

D'une voix délicate, demandez au massé de s'asseoir doucement.

Enlevez la serviette.

Enlevez les pierres.

Demandez au massé de se retourner et de s'allonger sur le ventre.

<u>Option</u> : positionnez sous ses chevilles un coussin de massage demi-lune préalablement chauffée (cela permettra de soulager la tension au niveau des lombaires).

Recouvrez-le d'une couverture douce, pourquoi pas d'un plaid bien chaud.

Sortez une pierre moyenne que vous placez dans un gant et que vous glissez sous le ventre, au niveau du nombril.

Sortez la plus grande pierre que vous placez sur le sacrum.

Récupérez plusieurs pierres du dos dans la cuve.

Positionnez les pierres de chaque côté des vertèbres en les rangeant par paires et en les alignant le long de la colonne vertébrale (4 grosses pierres-lombaires, 8 moyennes colonne vertébrale), en évitant de les placer au niveau des os.

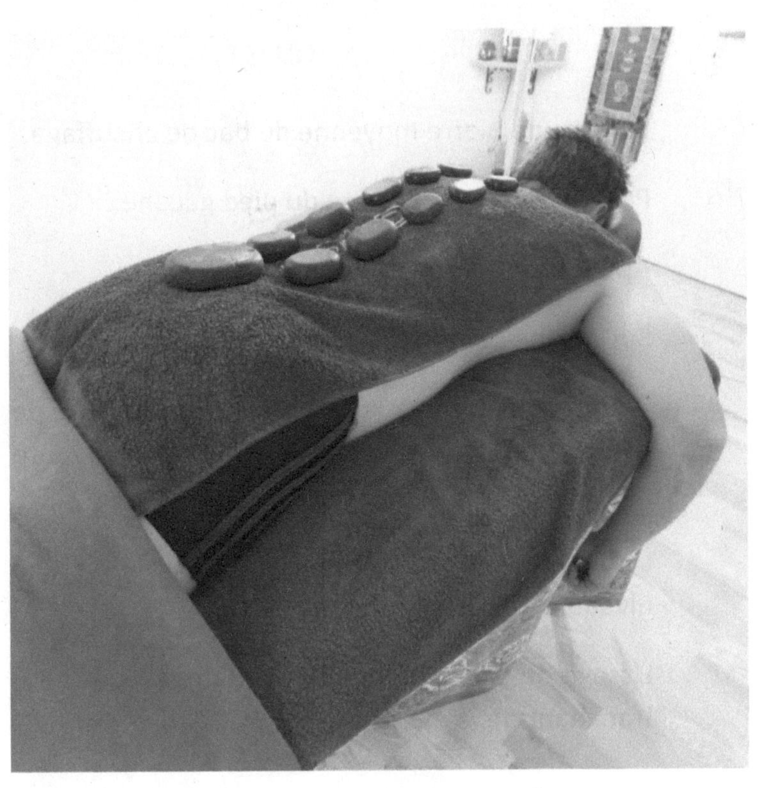

Couvrez les pierres avec une serviette.

Demandez au massé s'il se sent à l'aise et si la température des pierres est confortable, et si besoin ajustez les pierres (n'oubliez pas, la température des pierres va augmenter en se diffusant sur toute la zone d'application, pensez à lui reposer la question quelques minutes après).

MODELAGE DE LA VOUTE PLANTAIRE.

Sortez une pierre moyenne du bac de chauffage.

Positionnez-vous du côté du pied gauche.

Appliquez de l'huile sur la voûte plantaire.

Sortez une pierre moyenne du bac de chauffage.

Prenez la pierre en main et effectuez une prise de contact en faisant une pression sur la voûte plantaire.

L'autre main prend contact en tenant le pied au niveau de la cheville.

Lissage du tour de la voûte plantaire avec le côté tranchant de la pierre.

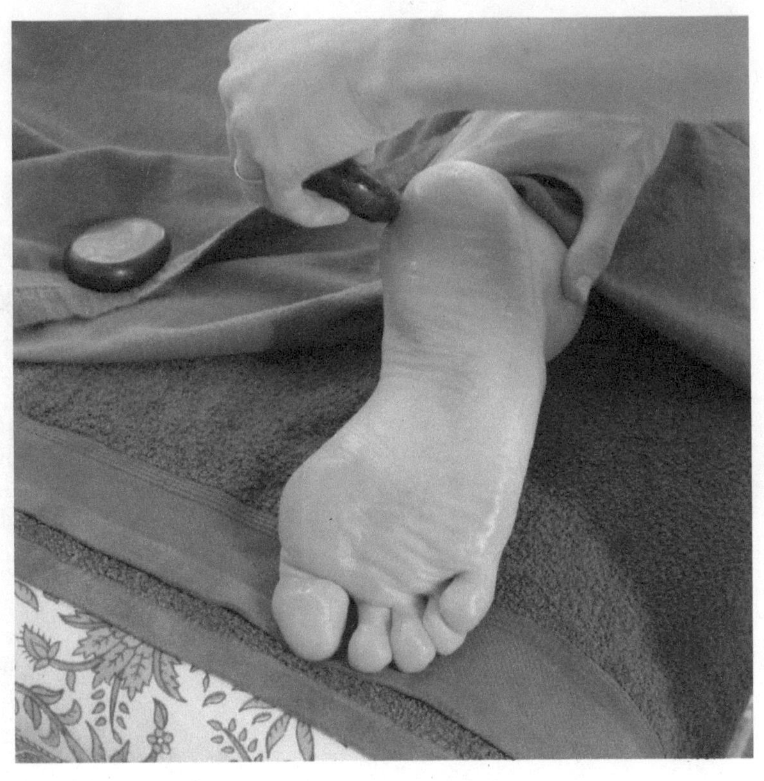

Lissage de la voûte plantaire avec la pierre, côté tranchant sur la voûte.

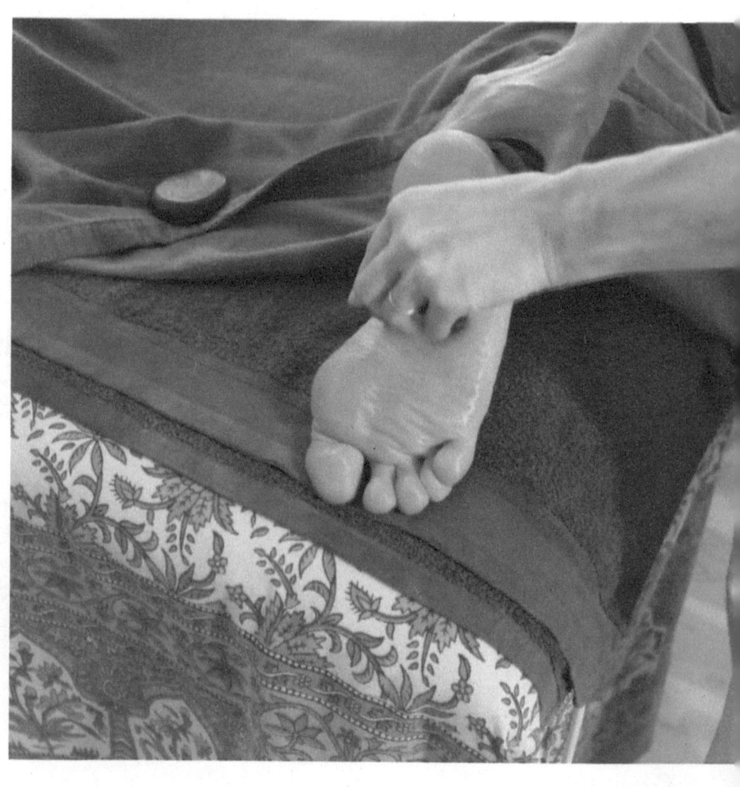

Positionnez-vous face à la voûte plantaire.

Point de pression « réflexologie » sur la voûte plantaire avec le côté tranchant (la petite partie de la pierre).

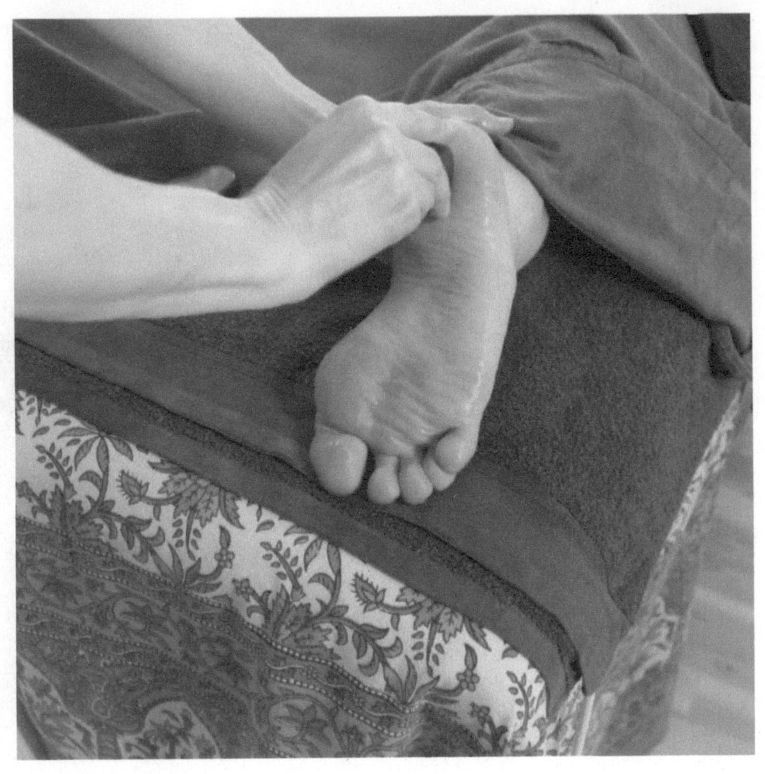

Posez la pierre.

Revenez sur le côté du pied.

Pétrissage de la voûte plantaire avec votre paume.

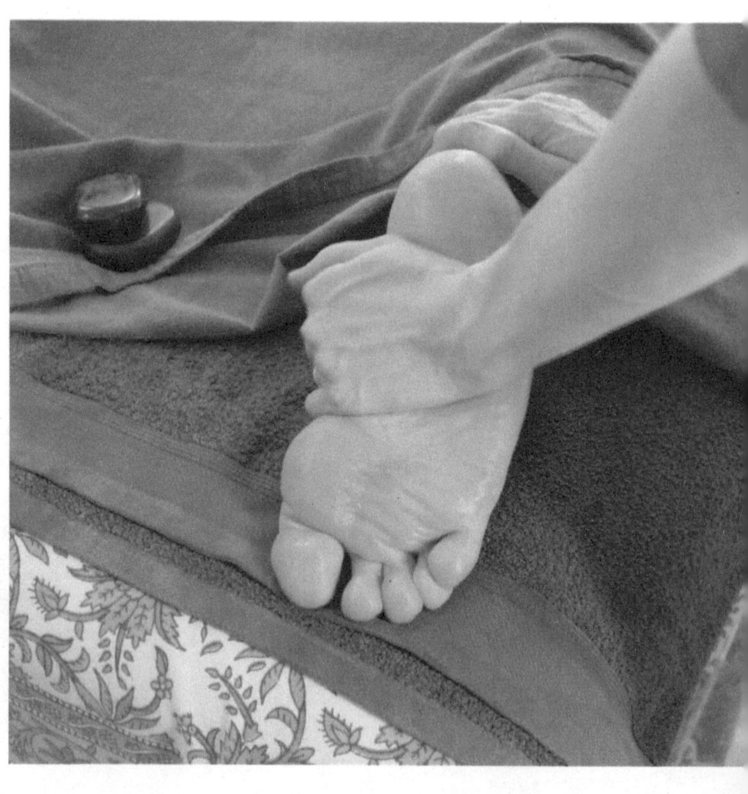

Lissage de la voûte plantaire jusqu'aux orteils.

MODELAGE DES JAMBES

Sortez deux pierres moyennes du bac de chauffage.

Positionnez-vous du côté du pied gauche.

Découvrez la zone de la jambe.

Appliquez de l'huile sur la jambe.

Effleurages par des mouvements en 8.

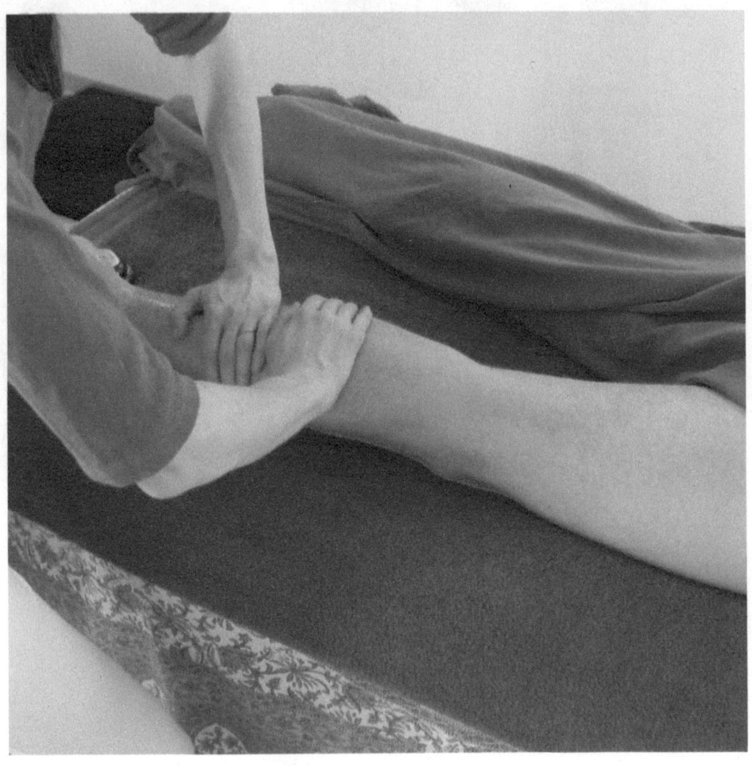

Pétrissage de la jambe, de la cheville jusqu'à la cuisse.

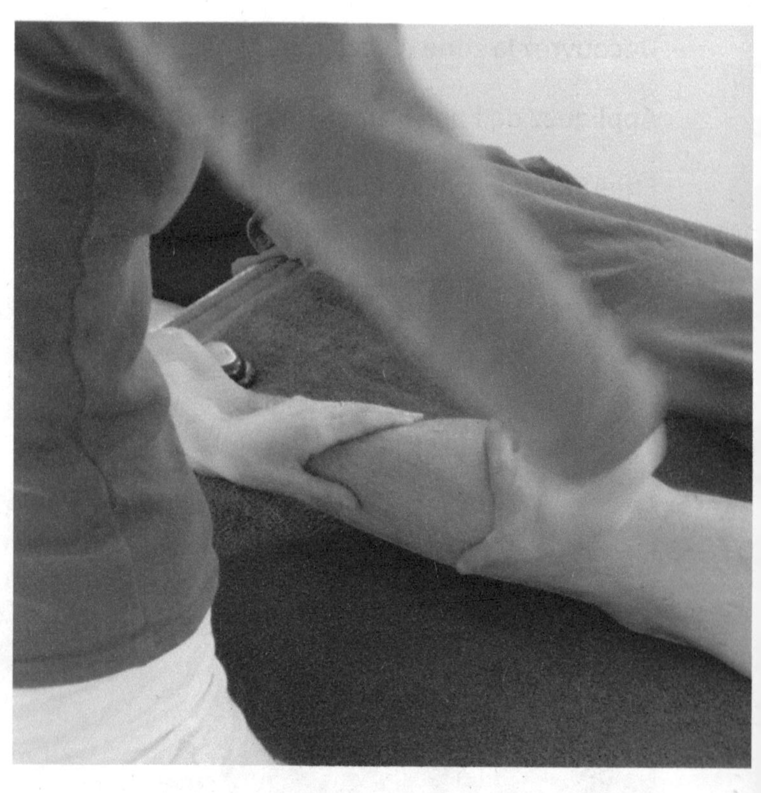

Prenez les pierres en mains.

Placez-les de chaque côté du pied.

Effleurages le long de la jambe en 8.

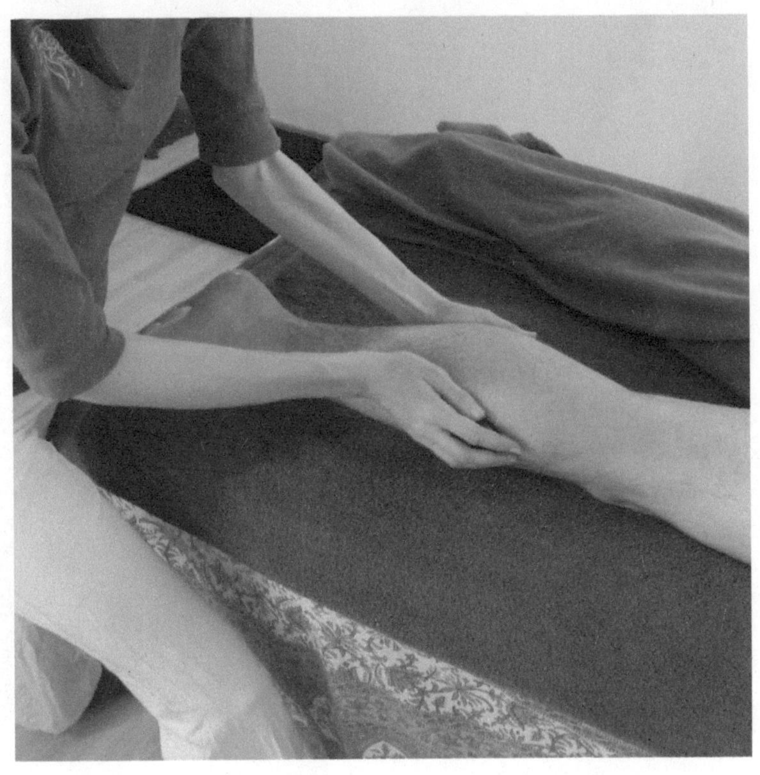

Mouvements circulaires des deux côtés de la jambe, de la cheville vers la cuisse, avec une pression en remontant vers le haut.

Mouvements de rotation d'un côté de la jambe vers l'autre côté, un va-et-vient gauche-droite avec pression lorsque les mains se rejoignent au point central.

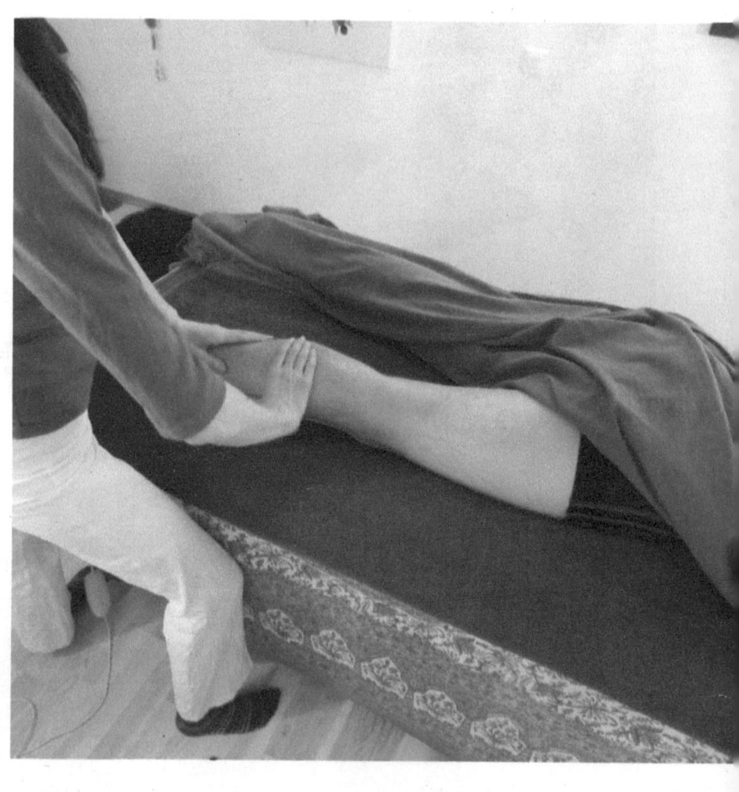

Lissage en griffes de la cheville à la cuisse.

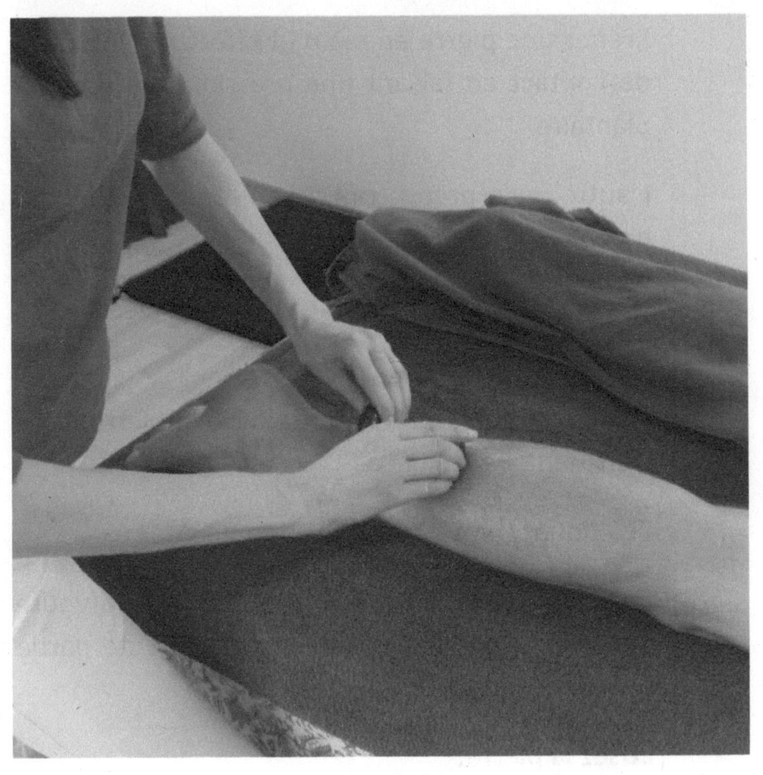

Recouvrez la jambe.

<u>Faites de même pour l'autre jambe</u> :

Sortez une pierre moyenne du bac de chauffage.

Positionnez-vous du côté du pied gauche.

Appliquez de l'huile sur la voûte plantaire.

Prenez une pierre en main et effectuez une prise de contact en faisant une pression sur la voûte plantaire.

L'autre main prend contact en tenant le pied au niveau de la cheville.

Lissage du tour de la voûte plantaire avec le côté tranchant de la pierre.

Lissage de la voûte plantaire avec la pierre, côté tranchant sur la voûte.

Positionnez-vous face à la voûte plantaire.

Points de pression « réflexologie » sur la voûte plantaire avec le côté tranchant (la petite partie de la pierre).

Posez la pierre.

Revenez sur le côté du pied.

Pétrissage de la voûte plantaire avec votre paume.

Lissage de la voûte plantaire jusqu'aux orteils.

Sortez deux pierres moyennes du bac de chauffage.

Positionnez-vous du côté du pied droit.

Découvrez la zone de la jambe.

Appliquez de l'huile sur la jambe.

Effleurages par des mouvements en 8.

Pétrissage de la jambe, de la cheville jusqu'à la cuisse.

Prenez les pierres en mains.

Placez-les de chaque côté du pied.

Effleurages le long de la jambe en 8.

Mouvements circulaires des deux côtés de la jambe, de la cheville vers la cuisse, avec une pression en remontant vers le haut.

Lissage en griffes de la cheville à la cuisse.

Recouvrez la jambe.

Prenez deux pierres moyennes de la cuve.

Posez-les sur les voûtes plantaires.

Recouvrez les jambes pour les garder au chaud.

MODELAGE DU DOS.

Ôtez la pierre du sacrum.

Posez les mains sur les fessiers, une de chaque côté au niveau du creux de l'os iliaque.

Exercez une pression profonde et relâchez d'un coup sec sur l'expiration du massé.

Ôtez les pierres du dos.

Sortez deux pierres moyennes.

Appliquez de l'huile par mouvements en 8.

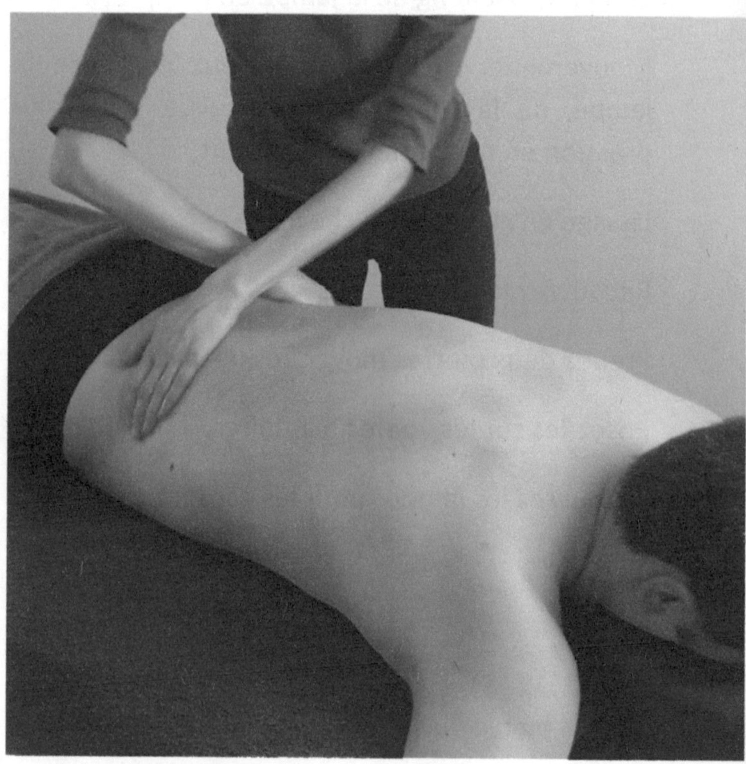

Prenez les deux pierres.

Effleurages du dos par des mouvements circulaires, en partant du sacrum jusqu'aux omoplates, le long de la colonne vertébrale sans passer sur les os et descente de chaque côté du dos.

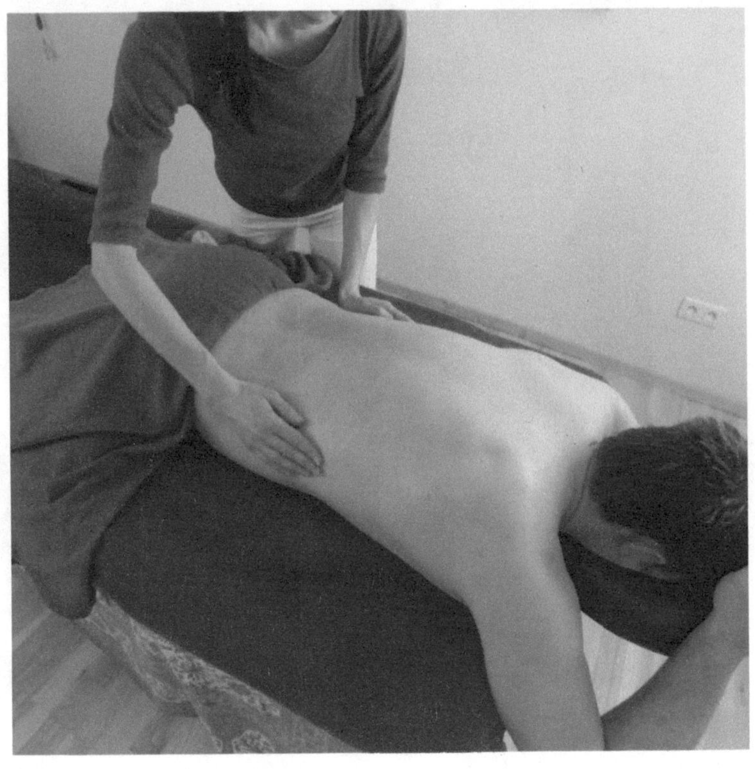

Positionnez-vous au niveau du sommet de la tête.

Placez les pierres au niveau de la nuque.

Effleurages le long de la colonne vertébrale, en descendant avec pression.

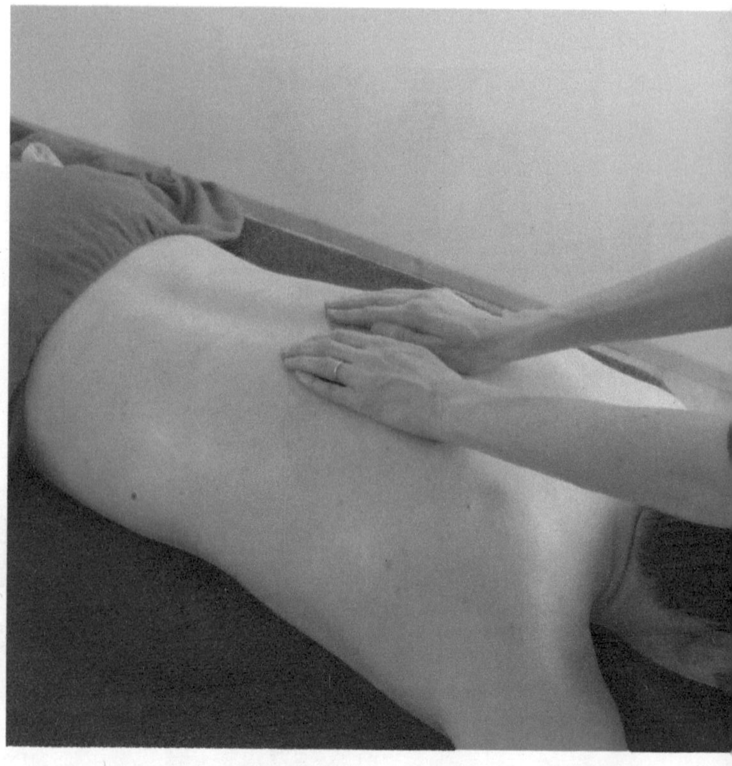

Remontez par le même chemin avec la pierre à plat avec moins de pression.

Posez les deux pierres.

Mouvements en 8 globaux puis latéraux.

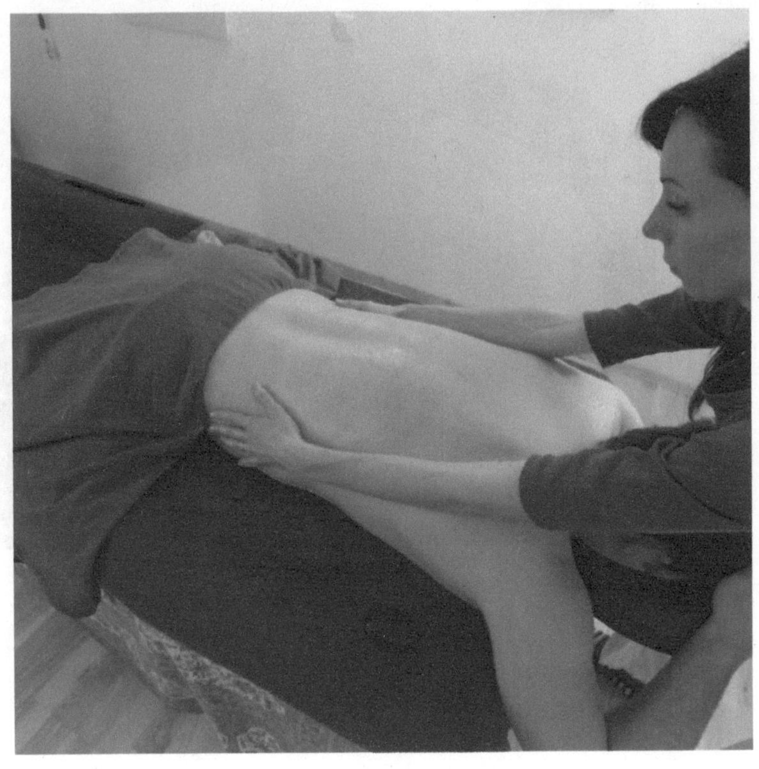

Lissages latéraux des deux côtés du dos.

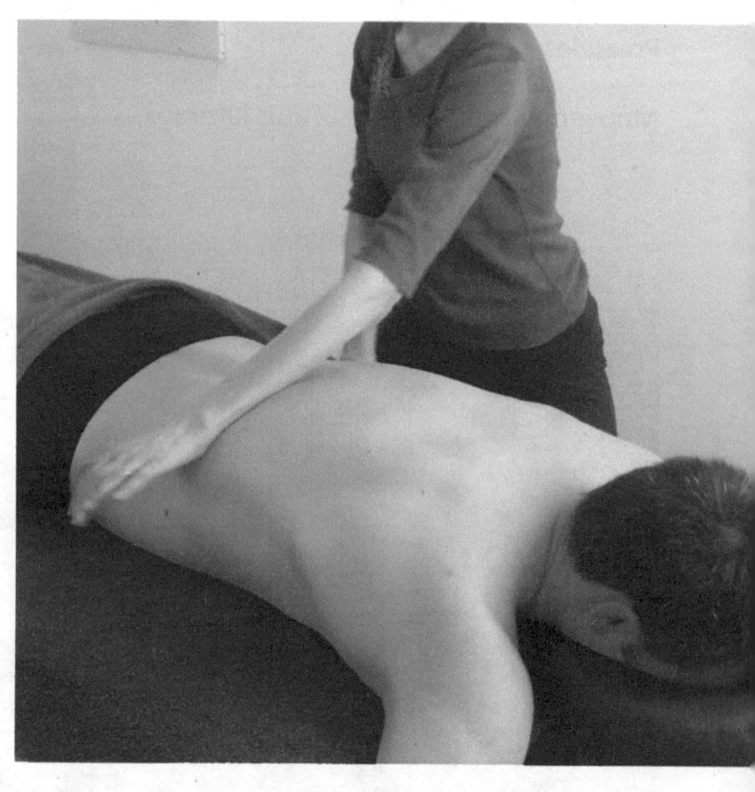

Pétrissages circulaires le long des masses paravertébrales.

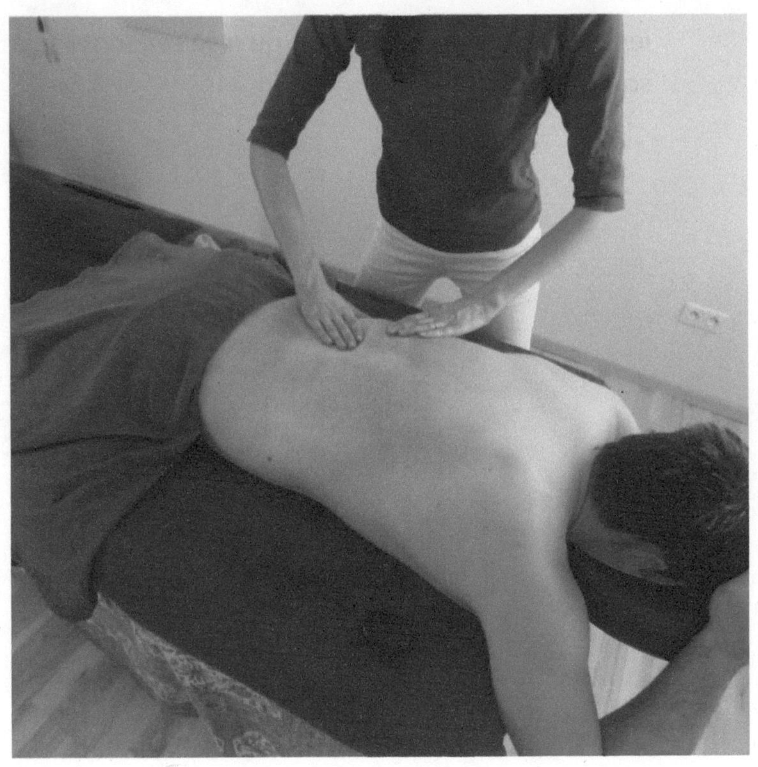

Même trajet en remontant en pressions.

Effleurage final en 8 de tout le dos.

Recouvrez le corps.

Retirez l'ensemble des pierres.

Laissez le massé se détendre quelques minutes et se relever doucement afin qu'il bénéficie de tous les bienfaits du massage, et qu'il se reconnecte à son corps.

UN MOT DE L'AUTRICE

Depuis que j'ai appris à écrire, les mots ont toujours occupé une place particulière dans ma vie. Ils ont été mon refuge, mon miroir et parfois même mon plus fidèle soutien. Enfant, je remplissais les pages de mon journal intime de confidences, d'histoires et de poèmes. J'y déposais mes joies, mes peurs, mes rêves, sans imaginer que l'écriture m'aidait déjà à mieux me comprendre. Adolescente, je composais les paroles de mes chansons. Au collège, je créais des histoires illustrées où tout semblait possible. L'écriture ne m'a jamais quittée. Elle est restée présente, discrète mais fidèle, attendant simplement le moment où je serais prête à lui redonner toute sa place.

Puis la vie m'a conduite sur un autre chemin : celui de la santé naturelle, du soin et de la compréhension du vivant.

Au fil des années, je me suis formée à de nombreuses disciplines avec une même question en tête : **comment accompagner durablement le corps vers l'équilibre plutôt que masquer ses symptômes ?**

Chaque formation, chaque rencontre et chaque expérience personnelle sont venues enrichir cette quête. Lorsque mes élèves et mes clientes ont commencé à me demander de transmettre mes méthodes par écrit, j'ai compris qu'il était temps d'unir mes deux passions : l'accompagnement et l'écriture. Mon premier livre, *Emma*, destiné aux enfants, a marqué le début de cette aventure éditoriale. Depuis, chacun de mes ouvrages est né de la même intention : rendre accessibles des connaissances parfois complexes afin que chacun puisse devenir acteur de sa santé. Une approche fondée sur la compréhension du corps.

Mon parcours m'a conduite à explorer de nombreuses approches complémentaires :

- la réflexologie, l'iridologie, la phytothérapie et l'aromathérapie ;
- la naturopathie et la nutrition fonctionnelle ;
- la sophrologie, les techniques de relaxation et le breathwork ;
- le yoga (De Gasquet, Yin Yoga, yoga hormonal) ;
- la médecine traditionnelle chinoise, le

shiatsu thérapeutique et différentes approches énergétiques.

Toutes ces disciplines m'ont appris une même chose : le corps possède une remarquable capacité d'adaptation et d'autorégulation lorsque l'on comprend son fonctionnement et que l'on agit sur les véritables causes des déséquilibres. Aujourd'hui, mon travail s'appuie autant sur les connaissances scientifiques les plus récentes que sur une vision profondément humaine de la santé. J'aime faire le lien entre physiologie, alimentation, mouvement, respiration, système nerveux et équilibre émotionnel afin de proposer une approche globale, cohérente et accessible.

Transmettre pour rendre chacun autonome

Si j'écris, c'est avant tout pour transmettre. J'aime transformer des notions parfois techniques en explications simples, concrètes et faciles à mettre en pratique. Je suis convaincue que comprendre son corps est l'une des plus belles formes de prévention. À travers mes livres, mes consultations, mes formations et mon studio en ligne, mon souhait est de vous aider à développer votre autonomie, à retrouver confiance dans les capacités de votre organisme et à prendre soin de votre santé avec davantage de compréhension et de sérénité. J'espère que cet ouvrage vous accompagnera longtemps, qu'il deviendra un véritable compagnon de pratique et qu'il vous donnera, à votre tour, l'envie de transmettre le bien-être autour de vous.

Je vous souhaite une belle découverte.

Nadine Bach-Jockers

Naturopathe spécialisée en nutrition fonctionnelle
Réflexologue • Professeure de yoga • Formatrice
Fondatrice de la méthode **Respire • Ressens • Transforme®**

www.respireressenstransforme.com

AUTRES LIVRES DE L'AUTEURE

Romans initiatiques « Amour et découverte de Soi »
T1 : L'éveil du dernier baiser
T2 : Lorsque l'amour s'en mêle, le papillon s'envole
T3 : Sous les étoiles de nos doutes, l'amour ne meurt jamais
Edition Collector : Le Noël où j'ai appris à m'aimer

Série jeunesse « Les aventures d'Emma »
T1 : Nature, abeilles et yoga au pays de Joya
T2 : Océan, courage et sirènes au royaume de Seiren

Guides mieux-être
Ancrage, Amour, Alignement, les racines du bonheur
Minimalisme sacré et zéro déchet
Initiation au massage relaxant aux pierres chaudes
Réflexologie plantaire et zones réflexes

Composition

Nadine Bach-Jockers

Modèle : Cédric Jockers

Textes & Photos : Nadine Bach-Jockers

Corrections : Mélissa Veludo

Dépôt légal : Avril 2018

Edition BYNJ – Ets Nadine Bach-Jockers

www.ingramcontent.com/pod-product-compliance
Ingram Content Group UK Ltd.
Pitfield, Milton Keynes, MK11 3LW, UK
UKHW012247290726
14090UKWH00013B/509